Borreliose-Jahrbuch 2014

Ute Fischer
Bernhard Siegmund
mit weiteren Beiträgen von
Günther Binnewies
Rita Breßler
Jürgen Juchheim
Wolfgang Maes
Rainer Marx
Peter Patzak
Gerhart Johannes Rex

Borreliose Wissen
aus den letzten zwölf Monaten
Ungefiltert Erschütternd Wissenswert

Ein Buch aus dem

Redaktionsbüro Fischer + Siegmund
In den Rödern 13
64354 Reinheim

Fotos: Baxter S. 65, Ute Fischer S. 61, 68, 94,
Bernhard Siegmund S. 97, Claudia Siegmund S. 120
Privat S. 10, 16, 33, 36, 50, 73, 78, 83, 90, 105.

Die **Borreliose-Jahrbücher** werden nach bestem Wissen und journalistischer Recherche sowie aus persönlicher Betroffenheit zusammengestellt.

Sie ersetzen keinen Arzt-Besuch.

Für Richtigkeit, Wirksamkeit, Dosierungen und Ähnliches wird keine Gewähr übernommen.

ISBN: 978-3-7322-5642-6
3. Auflage

Jede Verwertung des Werkes außerhalb der Grenzen des Urheberrechtsgesetzes ist unzulässig und strafbar. Dies gilt insbesondere für Übersetzung, Nachdruck, Mikroverfilmung oder vergleichbare Verfahren sowie die Speicherung in Datenverarbeitungsanlagen.

© 2013 Ute Fischer + Bernhard Siegmund
Herstellung und Verlag BoD - Books on Demand, Norderstedt

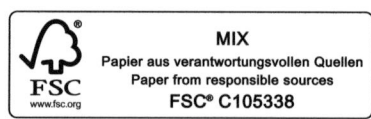

Inhaltsverzeichnis

2013 5
Anleitung zum Führen eines Symptom-Tagebuchs 7
Gebräuchliche Abkürzungen 9
DIAGNOSTIK
Fibromyalgie – eine Stress assoziierte Erkrankung 10
Kasse machen 14
Borreliose und andere kollektive epidemische
Erkrankungen 16
iSpot – Chance für objektiveres Testergebnis? 31
Neue Borrelien-Testmethode in den Niederlanden 31
Borreliose in Mecklenburg-Vorpommern? 31
Teuflische Diagnosen 32
THERAPIE
Insulin-Potenzierte Therapie bei chronischer Borreliose .33
Borreliose – neue Sicht auf Ursache und Heilung 36
Hirn-Scan erkennt Therapieerfolg bei Depression 48
Doch Zahnverfärbungen bei Amoxicillin 49
FORSCHUNG
Borreliose und Co. plus Elektrosmog 50
Alzheimer und Infektion 60
Chronische Schmerzpatienten mangelhaft versorgt 60
Silber als Verstärker von Antibiotika 61
Zecken überqueren den Main nur selten 61
Nocebo - die dunkle Seite der Einbildungskraft 62
Wenig Vertrauen in Meta-Analysen 63
Entzündungen aufspüren 64
MS-Register als diagnostische Chance? 64
Zecken-Fresser 65
ARZT UND PATIENT
Mietmäuler 66
Patientenschutz – Patientensicherheit 68
Online-Fortbildung über Borreliose 73
Ärztenetze für Borreliose? 75
Wie bewerte ich meinen Arzt? 77

Einleitung

PATIENTENGESCHICHTEN
Mehr als 20 Jahre Borreliose 78
Mit Borreliose ist man der letzte Mensch 83
GESUNDHEITSPOLITIK
Monitor UPD-Patientenberatung 88
Torschluss-Panik 90
USA korrigiert Borreliose-Zahlen 91
Niedersachsen – was für ein Beispiel 91
Borkum Anno 2013 - ein Zeckenparadies 94
PRÄVENTION
Zeckenangst künstlich schüren, aber… 97
RECHTSPRECHUNG
Chronische Krankheiten als Behinderung anerkannt? 99
OLG München – Nur ein Skandal oder ein Komplott? 99
MEDIEN
SWR- Intendant Peter Boudgoust 102
Ingenieur verklagt Stadt München 105
Zither spielen gegen feinmotorische Störungen 105
Tiere als Therapie 105
Neue Post verbreitet PR-Geschwafel 106
Visite – wieder mal gespart 106
MDR – Hauptsache gesund 106
Big Brother - Eltern ausspähen 107
Schwarzbach und Nicolaus 108
Borreliose als Erlösung? 111
BORRELIOSE-SELBSTHILFE 113
LITERATUR
Borreliose – Zeckeninfektion mit Tarnkappe 115
Leben mit Borreliose 116
Literatur vom Borreliose und FSME Bund 117
Zu guter Letzt… 119

Vorwort

2013

Extreme Zunahme von Borreliose in Schweiz und USA
Nur Deutschland beschwichtigt weiter

Während Deutschlands Verharmloser (Krankenkassen, Unfallversicherungen, Gesundheitspolitiker, Funktionäre der Ärztlichen Selbstverwaltung) weiter versuchen, die Gefahr von Borreliose nebulös zu halten, traute sich ein Arzt aus Bremen an die Öffentlichkeit und bezeichnete Bremen als Zecken-Hochburg. Es erfolgte kein Aufschrei. Die Bremer Gesundheitspolitiker blieben bis Redaktionsschluss trotzdem in Maulwurfstellung. Auch die Niedersachsen, in deren Mitte Bremen liegt, ließen sich von dem Bremer Arzt nicht aus der Reserve locken. Ob ihnen die Reportage von der Zeckeninsel Borkum (Siehe Seite 94) Beine machen wird?

Anfang Oktober ließ das Schweizer Bundesamt für Gesundheit (BAG) verlautbaren, dass das Jahr 2013 ein Rekordjahr für das Zecken-Virus FSME gewesen sei. Bereits nach dem dreiviertel Jahr waren mit 172 schweren FSME-Erkrankungen mehr Fälle registriert als im bisherigen Rekordjahr 2011 mit 167. Früher gab es auch in der Schweiz FSME-Risikozonen wie in Deutschland. Heute gilt die gesamte Alpenrepublik als Risikogebiet. Träumer glauben anscheinend, dass Zecken mit FSME und mit Borrelien getrennte Wege gehen.

Deutschland wies Ende Oktober bereits 325 FSME-Fälle auf und kommt damit den Rekordergebnissen früherer Jahre sehr nah: 2011 (424), 2006 (546).

Rückblickend: Es war bereits 2012, als das Schweizer BAG die vermuteten Zahlen von Borreliose-Infektionen um das Dreifache auf etwa 12.000 hochschätzte. Auch aus den USA erfolgte 2013 vom Center für Disease Control and Prevention (CDC), eine Art Robert-Koch-Institut, die Hoch-Korrektur von 30.000 auf dramatische 300.000 Borreliose-Neuinfektionen.

Vorwort

Weltweit reagieren inzwischen Regierungen auf bisher abgestrittene oder verharmloste Borreliose-Gefahr: unter anderem Australien, Kanada, Norwegen, Dänemark, Frankreich.

Hingegen das deutsche Robert Koch-Institut verhindert alles, um seine seit 20 Jahren nicht veränderten Fallzahlen von 40.000 bis 100.000 korrigieren zu müssen. Dabei könnte es auf die DEGS-Studie (Gesundheit Erwachsener in Deutschland) zurückgreifen, mit der von 2008 bis 2011 rund 8.000 Menschen auch auf Borrelien-Antikörper untersucht wurden. Aber nein.

Zuerst wurden Daten ausgewertet, die dem Marketing der Pharmaindustrie, der Ärzteschaft sowie der Lebensmittelindustrie nützlich sind, ein Riesenmarkt für frei verkäufliche Medikamente, Light- und Diätprodukte, IGeL-Leistungen und verschreibungspflichtige Medikamente wie Antidepressiva, die kaum einer finanziellen Beschränkung unterliegen. (Siehe Borreliose Wissen Nr. 28). Dazu muss man wissen, dass das RKI nicht allein von Bundesmitteln finanziert wird. Es erhält jährlich auch mehrere Millionen € Spenden.

Dieses Jahrbuch ist die Ergänzung zu den Zeitschriften des BFBD, die zwei Mal im Jahr erscheinen und kostenlos an Mitglieder verschickt werden. Was nicht in die Zeitschrift Borreliose Wissen passt, wird hier aufgegriffen und mit noch mehr Biss aufbereitet.

Weil über Borreliose die ganze Wahrheit auf den Tisch muss.

Ute Fischer + Bernhard Siegmund

Symptom-Tagebuch

Anleitung zum Führen eines Symptom-Tagebuchs

Seit Erscheinen des ersten Borreliose-Jahrbuchs 2006 fanden Sie stets ein als Symptom-Tagebuch vorbereitetes Kalendarium in diesem Buch. Das haben wir 2013 aufgegeben, um den Preis des Jahrbuchs erschwinglicher zu machen.

Sie können sich stattdessen eine einfache Kladde einrichten, ein Schulheft, ein Ringbuch oder ihre Eintragungen täglich mit dem Computer festhalten.

Wofür ein Symptom-Tagebuch?

Borreliose-Beschwerden ändern sich von Tag zu Tag. Entzündungen springen von Gelenk zu Gelenk, von einer Körperseite auf die andere. Sie verschwinden urplötzlich und blühen wo anders auf, wo sie nicht sofort als Borreliose-Symptom identifiziert werden. Erst in der Zusammenschau der Vielfalt von Beschwerden, ihre vermuteten Auslöser und vor allem, wenn ihnen eine gewisse Dynamik anzumerken ist, schafft ein Symptom-Tagebuch Beweise, wenn man mal wieder in die psychische Ecke gedrängt werden soll. Vom Arzt. Vom Lebenspartner. Von den Kollegen.

Ein Symptom-Tagebuch bringt Ordnung in die verwirrenden Eindrücke, die ein Borreliose-Patient erfährt. Damit lässt sich nachvollziehen, auf welches Medikament und wann eine Besserung eintritt oder das Gegenteil. Es hilft auch, sich zu erinnern, welche Aktivitäten Beschwerden verstärken oder abschwächen und wie lange man welches Medikament in welcher Dosis eingenommen hat. Und es zeigt eindrucksvoll, wenn ein neuer Schub stattgefunden hat und wie lang die beschwerdefreie Phase danach angehalten hat.

Wir raten Ihnen, sich auf Beschwerden zu konzentrieren, die nach Ihrem Anschein tatsächlich mit der Borreliose zusammenhängen können. Ein Muskelkater, weil man nach langer Zeit mal wieder beim Turnen war, muss daher auch mit der untrainierten Aktivität erfasst werden. Wichtig vor allem ist die Unterscheidung, wie sich so ein Muskelkater anfühlt und wie der, den uns

Symptom-Tagebuch

die Borreliose oft über Tage und Wochen beschert. Vor allem lernen Sie, Ihre Beschwerden möglichst genau zu beschreiben, zu differenzieren. Es tut nicht einfach nur weh. Schmerzen sind stechend, brennend, kribbelnd, pochend, ziehend, fließend, wandernd, flächig, punktuell, sternförmig, ringförmig. Kopfschmerzen können sein kappenförmig, von einer Seite ausgehend, dröhnend, von Nacken aufsteigend, vom Ohr aufsteigend, klopfend oder von einem Gefühl, als sei der Kopf in Watte gepackt. Auch Lähmungen verändern sich. Taubheit auf der Haut wechselt sich ab mit Eiseskälte, brennenden Stellen und unbremsbarem Juckreiz.

Bei Wortfindungsstörungen schreiben Sie auf, welche Worte Sie verwechseln: zum Beispiel Zahl und Zeit, Teppich und Teddy, obsolet und obligat, Hose und Schuhe, einpacken und einplanen, Vorsitzender und Vorgesetzte, Konfirmation und Konstitution, Information und Infektion.

Wichtig bei diesen Beschreibungen sind auch die Ereignisse darum herum: Wenn Sie am Vorabend Alkohol getrunken haben, Ärger im Betrieb, Streit mit dem Partner hatten oder eine außergewöhnliche Mahlzeit wie zum Beispiel „Grünkohl mit Pinkel", „Schlachtplatte" oder ein exotisches Buffet mit ungewöhnlichen Gewürzen. Wenn Sie ungeübterweise einen langen Spaziergang gemacht haben, schwimmen waren, sie eine lange Autofahrt unternehmen mussten, mit dem Fahrrad in ein Unwetter gerieten. So mancher reagiert mit entsetzlichen und oft über Tage bleibenden Nackenschmerzen, weil er hochkonzentriert ein Kilogramm Zwiebeln geschnitten hat. Natürlich müssen auch besonders angenehme Aktivitäten festgehalten werden, um nachträglich zu sehen, wie gute Gefühle Beschwerden abschwächen und Schmerzen weniger intensiv erlebt werden als unter großer Traurigkeit.

Unser Immunsystem reagiert auf Gut und Böse. Was Gut und was Böse ist, entscheidet es allerdings selbst. Ist es gut drauf, kann uns das vorbei fliegende Schnupfenvirus nichts anhaben. Erhielten wir gerade eine unangenehme Nachricht, sind wir

Symptom-Tagebuch

empfänglich für Erreger. So immunstärkend Ausdauersport auch ist, kurz danach geht unser Immunsystem erst einmal in den Keller. Wer danach mit dem Bus nach Hause fährt, hat alle Scheunentore offen für Erreger seiner Umwelt.

Was gehört ins Symptom-Tagebuch?
1. Medikamente: Name, Art, Dosis
2. Körperliche Aktivitäten
3. Positive oder negative Reize/Erfahrungen
4. Termine wie Arzt, Krankengymnastik, Sportprogramm
5. Art der Beschwerden mit Erläuterung, ob sie neu sind oder schon länger vorhanden, ob sie sich verstärkt oder abgeschwächt haben oder verschwunden sind.

Gebräuchliche Abkürzungen, um mit kleinformatigen Kalendern klarzukommen:

Gebräuchliche Abkürzungen

KS	Kopfschmerzen
GS	Gelenkschmerzen (Nennung des Gelenks)
li	links
re	rechts
MS	Müdigkeit, Schlappheit
T	Taubheit (Lokalität)
L	Lähmung (Lokalität)
WF	Wortfindungsstörungen
VW	Verwirrtheit
SA	Schlechtes Allgemeingefühl
SP	Seh-Probleme
+	stärker
++	sehr stark
−	schwächer
=	gleich bleibend

Diagnostik

Fibromyalgie – eine Stress assoziierte Erkrankung

Von Rainer Marx

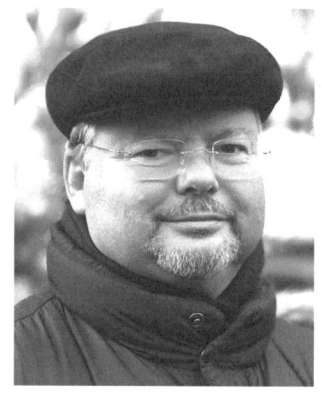

„Da haben Sie sich ja was Schönes rausgesucht", sagte die Gutachterin, als es um die Verrentung ging. Nein, raussuchen tut sich Fibromyalgie (FM) niemand. Meine Erfahrung ist, man erwirbt sie durch zu viel Arbeit und persönliches Engagement gepaart mit Perfektionismus. In meinen Selbsthilfegruppen, die ich seit 15 Jahren betreue, finden sich häufig Berufe wie Altenpflegerinnen, Krankenschwestern, Arzthelferinnen, Lehrerinnen, Buchhalterinnen und ähnliches.

In diesen helfenden Berufen wird der eigene Fokus mehr auf das Wohlergehen der anderen gelegt. Irgendwann haben die Frauen ihr eigenes Befinden verdrängt und nehmen es nicht mehr wahr. Bei Lehrerinnen und Buchhalterinnen kommt es beim Arbeiten auf Fehlerfreiheit und Genauigkeit an. Auch dies kostet besondere Konzentration und sorgt mit der Zeit für mehr körperliche und mentale Anspannung. Dies über Jahre führt in die Erschöpfung und wenn keine geeignete Regeneration praktiziert wird, in ein Burnout. Zusammen mit dem Empfinden, dass es aus dieser Tretmühle kein Entrinnen gibt, entsteht das Gefühl der Hilflosigkeit und der Hoffnungslosigkeit. Die Stimmung wird depressiv. In USA hat man FM auch als „Freudemangelsyndrom" bezeichnet. Dies ist nicht ganz unberechtigt.

Die FM-Betroffenen, die ich persönlich kenne, funktionieren auch trotz starker Schmerzzustände so lange, bis es nicht mehr geht. Pflichten äußerst genau zu erfüllen, geht vor dem eigenen Wohlergehen. Erst die gnadenlosen Schmerzen blockieren die Aktivitäten. Bei der FM, korrekter gesagt, beim Fibromyalgie-Syndrom (FMS), laut den FMS-Leitlinien, finden sich die Schmerzen am ganzen Körper verteilt im Sinne eines Wide

Diagnostik

Spread Pain (WSP). Der Patient zeichnet seine Schmerzstellen in eine Körperskizze ein.

1	Schultergürtel links	11	Schultergürtel rechts
2	Oberarm links	12	Oberarm rechts
3	Unterarm links	13	Unterarm rechts
4	Hüfte links	14	Hüfte rechts
5	Oberschenkel links	15	Oberschenkel rechts
6	Unterschenkel links	16	Unterschenkel rechts
7	Ober-Rücken links	17	Ober-Rücken rechts
8	Wange links	18	Wange rechts
9	Nacken	19	Brust
10	Bauch		

Es gibt zur Diagnosefindung mittlerweile 19 mögliche Schmerzregionen am Körper:

Wenn davon sieben Schmerzregionen vom untersuchenden Arzt gefunden werden und die Schmerzen länger als drei Monate vorhanden sind, ist der Verdacht auf FM gegeben. Hinzukommen sollen dann mindestens fünf Punkte der Symptomschwereskala (siehe Tabelle), um die Diagnose FMS abzurunden.

Gegenwärtig wird der Fokus der medizinischen Diagnostik, weg von den früheren Hauptschmerzpunkten (Tenderpoints), mehr auf die Begleit-Symptome gelegt.

Diagnostik

Zu ihrer Erfassung gibt es folgende Symptomschwereskala:

	Keine Probleme	Leichte oder wechselnde Beschwerden	Mäßige, häufige Beschwerden	Schwere beinträchtigende Beschwerden
Erschöpfung	0	1	2	3
Nicht erholsamer Schlaf	0	1	2	3
Geistige (kognitive) Beeinträchtigungen	0	1	2	3
Körperliche Beschwerden	0	1	2	3

Wenn weniger Schmerzregionen (zum Beispiel fünf) gefunden werden, aber mehr Begleitsymptome (zum Beispiel neun) vorliegen, ist auch ein FMS gegeben.

Wissenschaftlich ist immer noch nicht geklärt, was der Auslöser des FMS ist.

Dass, wie bereits geschildert, arbeitsbedingte und persönliche Stressoren dabei eine nicht unerhebliche Rolle spielen, wird mittlerweile durch etliche Studien, bestätigt.

Zum Beispiel in „Der Schmerz 3", S. 296 ff wird berichtet, dass von 396 FMS-Patienten 75 Prozent einschneidende Lebensereignisse hatten *(schreckliche Erlebnisse bei Kriegseinsatz, im Krieg ausgebombt, ernsthafte körperliche Bedrohung, beispielsweise mit Waffe, Angriff, Verletzung oder gequält, Vergewaltigung, sexueller Missbrauch vor dem 14. Lebensjahr, Heimatvertrieben, Opfer von Naturkatastrophe, schwerer Unfall, Gefangenschaft, Geiselnahme, Entführung, Diagnose einer lebensbedrohlichen Krankheit und so weiter).*

67 Prozent hatten mindestens ein Traumatisches Erlebnis und 45 Prozent erfüllten die Kriterien einer Posttraumatischen Belastungsstörung (PTSD). Ein Trauma stellt für unseren Organismus eine hohe und konzentrierte Stressdosis dar.

Diagnostik

Arbeitsbedingte Belastungen wie Dauerstress machen dem Organismus über einen längeren Zeitraum zu schaffen und werden irgendwann vom Menschen nicht mehr bewältigt. Das Gleiche geschieht beim Vorliegen diverser Krankheiten. Zum Beispiel können eine Borrelieninfektion oder Wirbelsäulenfehlstellungen mit muskulären Dysbalancen, eine Osteoporose und vieles mehr den Körper auf Dauer überfordern. Das Immunsystem ist mit der Zeit stressbedingt überlastet. Autoimmunerkrankungen können entstehen. Schilddrüsenunterfunktionen (Hashimoto) sind bei FM-Betroffenen nicht selten anzutreffen.

Nach einer traumatischen Erfahrung werden wir von unserem Organismus „sensibler" geschaltet. Dies dient dem eigenen Schutz vor Wiederholung des erlittenen und beeinträchtigenden Erlebnisses. Der Körper stellt eine erhöhte Alarmbereitschaft her, damit wir künftig rascher reagieren können. Über unsere Biochemie wird unter anderem die Muskelspannung erhöht (Kampf- u. Fluchtbereitschaft wird jeder Zeit verfügbar bereitgestellt). In der frühen menschlichen Urzeit war dies sinnvoll. Heute macht eine dauerhafte erhöhte Muskelspannung mehr Probleme, als dass sie nutzt.

Solange die Stressoren, ob arbeitsbedingte, persönliche oder durch Trauma ad hoc erworbene, wirken können, kommt unser Körper damit nicht klar und „operiert" daher in einer Art „Notfallmodus", wobei die Fähigkeit zur Regulation verloren geht. Alles wird überempfindlich. Auch die Fähigkeit, Schmerzen adäquat zu dämpfen, leidet. Kein Wunder, dass bei einer Internetumfrage in USA mit 2600 FMS-Teilnehmern „Ruhe" und „Entspannung" als Therapie erster Wahl ganz vorne standen. Auch Ein- und Durchschlafstörungen zählen zu den FM-Symptomen, besonders das Fehlen der Tiefschlafphasen wurde in Studien bei FM-Patienten festgestellt. Der Schlaf ist nicht mehr erholsam.

Rainer Marx leitet die Fibromyalgie-Selbsthilfe Rhein-Main-Kinzig

www.FM-Selbsthilfe-RMK.info

Diagnostik

Kasse machen

Was sich die Pharmaindustrie so alles einfallen lässt, um Medikamenten-Verkauf zu puschen. Beeindruckendstes Beispiel sind nach wie vor die Antidepressiva.

Die Depressions-Lobby durchdringt so ziemlich alle Lebensbereiche ob Ärzte, Politiker, Krankenkassen, Unfallversicherungen und das ganz sicher nicht umsonst. Bei 190 Milliarden Dollar Weltmarkt-Umsatz darf der Topf groß genug sein, um Wohlfeile zu belohnen.

Vor zehn Jahren begannen die ersten Kampagnen, in dem allerorten Bündnisse gegen Depression ausgerufen wurden. Die Finanzierung deren Veranstaltungen und Werbemaßnahmen stellten angesichts der großzügigen Sponsoren kein Problem dar.

Im Nu war eine Stiftung Deutsche Depressionshilfe gegründet. Vehement erging der Ruf ans Volk und sein Gesundheitssystem, dass Depression eine Volkskrankheit sei und es keinen Grund gäbe, darüber ein Tabu aufzubauen. Der Selbstmord des Torwarts Robert Enke, dessen Depressions-Ursache – der BFBD vermutete Borreliose – nie thematisiert wurde, feuerte die Situation noch an. Als im Januar 2013 auch noch die Deutsche Rentenversicherung verlautbarte, dass sich die Quote der Frührenten wegen Depression in den letzten zehn Jahren auf 41 Prozent verdoppelt habe, als mehr als 73.000 Menschen mit dieser Diagnose vorzeitig in den Ruhestand gegangen seien, meldeten sich Zweifel, die der BFBD schon lange vertritt.

Sicher ist jedenfalls, dass man mit der Diagnose Borreliose nicht in Frührente gehen kann, aber mit der Diagnose Depression. Arbeitsministerin Ursula von der Leyen schob die Zunahme psychischer Erkrankungen auf den Stress der Arbeit. Dagegen verwahrte sich Arbeitsgeberpräsident Dieter Hundt. Er glaube eher an ein verändertes Diagnoseverhalten der Ärzte. Das wiederum wird geschürt durch Aufrufe und Fortbildungen der Stiftung Deutsche Depressionshilfe und deren Anhänger. SPD-Gesundheitspolitiker Karl Lauterbach wirft der Pharmaindustrie

Diagnostik

vor, aus Geldgier künstlich Kranke zu produzieren. Ins gleiche Rohr ruft Werner Bartens, Gesundheitsredakteur der Süddeutschen Zeitung mit seinem Buch „Die Krankheits-Erfinder". Auch Depression sei ein erfundenes Leiden, um Zielgruppen für neue Medikamente maßzuschneidern.

Erstaunlich, dass das Robert Koch-Institut, das ja außerhalb seines Auftrags durch das Bundesgesundheitsministerium auch von Spenden und Zuwendungen milde gestimmt werden soll, ein kritisches Interview in seiner neusten Studie veröffentlicht. Die Studie zur „Gesundheit Erwachsener in Deutschland" (DEGS/ 7.500 Erwachsene in 180 Orten zwischen November 2008 und Dezember 2011) kam zu dem Schluss, dass sich eine generelle Zunahme psychischer Leiden nicht länger belegen lasse. Im Interview mit Dr. Ulfert Hapke, Analyst der DEGS-Daten, zur psychischen Gesundheit relativiert dieser das Ergebnis, dass jährlich einer von drei Erwachsenen zumindest eine zeitweilige psychische Störung erleide.

Hapke beschönigt zwar nicht, dass depressive Symptome und psychische Störungen weit verbreitet wären, aber nicht jedes psychische Problem führe zu einer Beeinträchtigung des Lebens.

In der Tat führen viele Belastungen wie Todesfall, Trennung, Unfälle zu vorübergehender Niedergeschlagenheit und Mutlosigkeit. In der Regel, so Hapke, wird man von der Familie und von Freunden aufgefangen und wieder auf dem Pfad der Lebensfreude zurückgeführt. Doch wie zuversichtlich kann ein Borreliose-Patient sein, der von seinem Arzt als plem-plem bezeichnet wird und besorgt sein muss, dass die Infektion mangels Behandlung weiterschreitet? Wie soll sich ein Borreliose-Patient aus dem psychischen Loch retten, wenn er mangels Leistungsfähigkeit Angst um seinen Job und um sein gesellschaftliches Bestehen haben muss? Welche Rettung gibt es, wenn der Kopf nicht mehr funktioniert und der Körper versagt? Wie groß müssen Verzweiflung und Mutlosigkeit sein, wenn man eine aussichtsreiche Therapie vor Augen hat, sie aber mangels finanzieller Privatmittel weder vom Arzt noch von der Krankenkasse

Diagnostik

genehmigt bekommt? Wer in solchen Situationen nicht depressiv und lebensmüde wird, ist auch sonst keines vernünftigen Gedankens mehr mächtig.

Hapke bestätigt, dass Menschen mit derartigen Beschwerden in modernen Dienstleistungsbranchen leichter aus dem Arbeitsprozess fallen und dass solche Zusammenhänge den Anstieg psychisch begründbarer Krankschreibungen mit erklären. Doch per se mache das moderne Leben nicht krank. Die heutige Gesellschaft sei vielmehr sensibler für psychische Probleme geworden. Er sehe solche Phase als ein in vielen Fällen normales und zeitlich begrenztes Phänomen.

Auch Depression bei einer Infektionskrankheit ist ein zeitlich begrenztes Phänomen, sofern die Infektion erkannt und behandelt wird. Wenn nur nicht die Pharmaindustrie und ihre Strategien wäre. Aufpassen.

Borreliose und andere kollektive epidemische Erkrankungen

aus der Sicht eines homöopathischen Praktikers

Folgen kollektiver Immunschwäche und/oder individuelle Immunschwäche als Massenphänomen?

Von Peter Patzak (vormals Peter Alex)

Keine andere chronisch verlaufende Infektionskrankheit hat in den vergangenen 20 Jahren solche mediale Aufmerksamkeit erfahren wie die Borreliose. Angesichts der Zahlen betroffener Menschen ist das auch nicht verwunderlich. Der Borreliose- und FSME- Bund errechnete 2008 und 2009 für Deutschland mehr als 700.000 Neuerkrankungen pro Jahr (1).

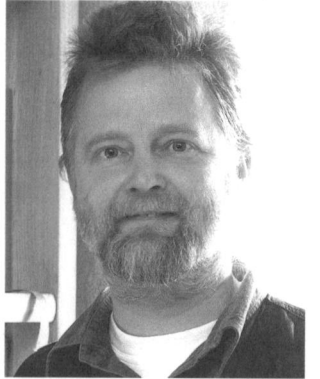

Dabei kommt einem unweigerlich die Frage in den Sinn: Wie konnte eine so häufige Infektionskrankheit unse-

Diagnostik

rer modernen Medizin bis in die 80er Jahre des 20. Jahrhunderts verborgen bleiben? War die Krankheit schon immer da, wie auch offenbar das sie begleitende Bakterium namens Borrelia burgdorferi? Oder wurden die „heimtückischen Keime" irgendwoher eingeschmuggelt? Hat sich möglicherweise in unserem kollektiven Immunsystem etwas grundlegend verändert, so dass es erst neuerdings gegenüber Borrelieninfektionen empfindlich wurde?

Darüber, wie die Borrelien in die Zecken gekommen sein könnten, wurde an anderer Stelle historischen Quellen nachgegangen (20). Dennoch war es niemals Zufall, wenn in der Menschheitsgeschichte an einem bestimmten Ort eine Epidemie ihren Ausgang nahm. Warum gibt es zu einer bestimmten Zeit an einem bestimmten Ort eine bestimmte Epidemie? Warum sind Pest, Cholera und Typhus aus Europa verschwunden, obwohl es für die Bekämpfung dieser Seuchen nie Impfprogramme gab?

Wer sich gründlich mit der Geschichte der Seuchen beschäftigt, stellt fest, dass es immer einer spezifischen epidemischen Situation bedarf, damit eine bestimmte Bakterienart oder ein bestimmter Parasit in einem spezifischen Kollektiv von Menschen zur massenhaften Vermehrung und Ausbreitung gelangt. Dazu muss das kollektive Immunsystem einer für alle Individuen einheitlichen oder sehr ähnlichen Art von Schwächung unterliegen. Diese Schwächung kann entweder durch materielle (Hunger, Kälte, schmutziges Wasser) oder emotional-geistige Stressfaktoren verursacht werden (2), wie Massenpanik durch soziale Unruhen, extremer Kummer wegen zahlreicher Todesfälle unter den engen Angehörigen durch Krieg, Naturkatastrophen oder Terror.

Hier einige Beispiele:

Die Kanalisationsgase in den Wohnungen mittelalterlicher Städte schädigten das Lungengewebe so schwer, dass sich Yersinia pestis darin einnisten und vermehren konnte. Auch heute noch gibt es immer wieder Pestausbrüche in Slums ohne Kanalisation mit Rattenbefall. Solche Gase finden sich heute noch in massi-

Diagnostik

ver Konzentration in Stallungen mit Güllebetrieb, entsprechende Lungenleiden sind in der Landwirtschaft als Berufskrankheiten anerkannt.

Kollektive Immunschwäche durch anhaltenden Hunger, Unterkühlung und demoralisierende Verluste im Kriegsverlauf führte bei den Soldaten der Napoleonischen Armee 1813 zu massenhaften Ausbrüchen von Hungertyphus unter den von Läusen heimgesuchten Soldaten, ausgelöst, aber nicht verursacht durch den Einzeller Rickettsia prowazekii.

Das Massenmorden und infolgedessen der kollektive weltweite Kummer über verlorene oder verstümmelte Angehörige zusammen mit Angst um das eigene Leben und Nahrungsknappheit lösten die Influenzaepidemie am Ende des 1. Weltkrieges aus. In westlichen Ländern starben viele vermeintliche Grippeopfer tatsächlich am Reye-Syndrom, ausgelöst durch die in Panik eingenommenen, massiven Überdosen an Azetylsalizylsäure (ASS), die die Grippe verhindern sollte. Letzteres war der Grund dafür, dass bei der Epidemie kaum Kinder und alte Menschen starben: Für sie war ASS damals nicht zugelassen (3).

Obwohl Yersinien, Rickettsien oder Grippeviren keinesfalls ausgestorben sind, beobachten wir keine Epidemien in Deutschland. Von den „zehntausenden Grippetoten", die alljährlich durch die Boulevardpresse geistern, kennt das Bundesseuchenamt erstaunlicherweise pro Jahr nur circa zehn „Todesfälle mit klinischem Bild und Virusnachweis". (4)

Als Praktiker stellte sich mir die Frage, welche Einflussfaktoren auf das kollektive Immunsystem oder die Immunsysteme unserer Zeitgenossen so sehr schwächend gewirkt haben, dass es zu massenhaften chronischen Erkrankungsfällen kommt. Welche Faktoren beeinflussen unser Immunsystem massenhaft, so dass Borrelien in unseren Körpern einen günstigen Nährboden finden?

Diagnostik

Hier haben wir zwischen den materiellen Ursachen und den geistigen zu unterscheiden. Beide sind für die herrschende Borreliose-Epidemie deutlich erkennbar:

Materielle Ursachen der aktuellen Borreliose-Epidemie

Folgen von Impfung

Wie unbeabsichtigt als Ergebnis einer großen WHO-Studie (16, 18) bewiesen wurde, kommt es infolge von Impfungen zu einer Verschiebung des Th1/ Th2- Lymphozyten-Gleichgewichtes, das für eine intakte Immunabwehr essentiell ist. Infolgedessen starben bei Großversuchen in Guinea-Bissau seit Ende der 1980er Jahre zehntausende geimpfte Säuglingen und Kleinkinder. Bei mehreren Dutzend Versuchen mit den von der WHO empfohlenen Impfprogrammen starben 60, also 480 Prozent mehr Kinder in der Gruppe der Geimpften als in der Placebogruppe. Die Geimpften bildeten zwar wie erwünscht, Antikörper gegen Diphtherie, Tetanus und Keuchhusten, hatten aber den lokalen Epidemien wie Malaria und Amöbenruhr immunologisch nichts mehr entgegenzusetzen.

Denselben Effekt beobachtete der Verfasser bei mehr als 40 Borreliosekranken: Sie hatten nach dem Zeckenstich Monate bis Jahre lang keine Symptome, erkrankten jedoch schwer unmittelbar, nachdem sie sich einer Impfung unterzogen hatten. Symptome aus dem Borreliose-Spektrum, die hierbei häufig gefunden werden:

- chronische Entzündungen des Rückenmarks oder der Nerven, die von der Wirbelsäule ausgehen mit Missempfindungen,

- chronische Muskelfaszien-Schmerzen (auch als Fibromyalgie bekannt), die teilweise auf herkömmliche Schmerzmittel kaum ansprechen,

Diagnostik

- Koordinationsstörungen, deshalb oft Verwechslung mit Multipler Sklerose,
- aber auch Autoimmun- Entzündungen an verschiedenen Organen.

Intoxikation mit giftigen Schwermetallen

Im Zweifelsfall lässt der Verfasser eine Urinprobe nach DMSA-Provokation im Labor untersuchen. Problematisch ist die Kombination beim Vorhandensein von sowohl Quecksilber- als auch Bleibelastung, da sich die LD1 Hg+ LD1 Plb im Tierversuch auf die 100-fache Giftigkeit potenzieren. Hier muss eine homöopathische oder naturheilkundliche Behandlung zwingend von einer Schwermetallentgiftung begleitet werden, wenn bleibende Erfolge erreicht werden sollen (14).

Quecksilbervergiftung

Sie wird bereits bei Hahnemann beschrieben und in homöopathischen Repertorien als Rubrik "Folgen von Quecksilbermissbrauch" gelistet. Bis in die 1970er Jahre waren auch in Deutschland quecksilberhaltige Salben in Gebrauch.

Toxikologen ermittelten, dass es KEINEN gesundheitsverträglichen "Gebrauch" von Quecksilber für Lebewesen geben dürfe. Quecksilber schädigt Organismen in jeder noch so kleinen Dosis schwer und dauerhaft. In jedem Fall, wo Quecksilber im Organismus nachweisbar ist, ist es wissenschaftlich korrekt, von Quecksilbervergiftung zu sprechen.

Vergiftungssymptome, die auch als borreliosetypisch gelten und daher die tiefere Ursache verschleiern können:

- Lernschwierigkeiten durch Konzentrations- und Gedächtnisstörungen (auch bei Kindern)
- Depressionen
- chronische Kopfschmerzen

Diagnostik

- Hörsturz und Tinnitus
- Rheuma-ähnliche Gelenkschmerzen
- Herzmuskelentzündungen und Herzrhythmusstörungen
- Nervenschmerzen und Missempfindungen (Parästhesien)
- Lumbalgien und Ischialgien bis hin zu Lähmungen
- Auch bei der häufig gefundenen **Bleivergiftung** treten bekannte Symptome auf, die oft als „Borreliose" diagnostiziert werden:
- chronische Müdigkeit und Erschöpfung
- Desorientiertheit
- Schlaflosigkeit
- chronische Kopfschmerzen
- schlaffe Lähmungen.

Folgen radioaktiver Bestrahlung können Ursache von Symptomen sein, die auf eine Borreliose- Infektion zurückgeführt werden.

Das strahlungsinduzierte Immunschwäche-Syndrom (RIDS)

Neben den obengenannten Noxen, die für die Zunahme von infektiösen Zuständen, die früher unbekannt oder selten waren (AIDS, Borreliose, Mononukleose und andere) verantwortlich zu machen sind, muss nach neuesten Erkenntnissen der Strahlenmedizin eine Immunschwäche infolge der extrem angestiegenen radioaktiven Bestrahlung der Bevölkerung angenommen werden:

- durch den Fallout werden Knochenmark, Thymus, Milz, Lymphknoten und Peyersche Platten geschädigt, und zwar dosisunabhängig

Diagnostik

- noch im Jahr 1995 erwies sich der Grad der Immunsuppression bei den untersuchten Personen gegenüber 1986 als unverändert

- die Abnahme der Lymphozytenzahl bei 113 untersuchten Kindern kam ab 1993 zum Stillstand, um aus unbekannter Ursache ab 1995 wieder einzusetzen

- Beim Lesen im Nesterenko-Yablokov-Reports meinte ich, einen Bericht über chronische Borreliose/ Post Lyme Syndrome zu lesen, als ich diese Auflistung charakteristischer RIDS- Symptome fand (15):

- in 12 Prozent der Fälle Polyneuropathie (unter anderem Parästhesien der Hände und Füße)

- Läsionen im Gehirn (zu vergleichen mit häufigen differenzial-diagnostischen Problemen bei der Abgrenzung zur MS bei Neuroborreliose)

- heftige Kopfschmerzen, die kaum auf Analgetika ansprechen (ebenso wie bei manchen Borreliosekranken von mir beobachtet)

- Gedächtnisschwäche (beklagen mehr als 50 Prozent der Borreliosekranken)

- chronische Erschöpfung mit verminderter Arbeitsfähigkeit

- Knochen- und Gelenkschmerzen, die den Schlaf stören

- Hitzewallungen und Schweiß

In den Studien zeigten sich anhaltende, sogar im Zeitverlauf zunehmende Auswirkungen auf das Immunsystem, insbesondere bei Kindern:

Während 1988 noch kein Unterschied zu unbelasteten Gebieten festzustellen war, fiel bei den Kindern in stärker kontaminierten Gebieten ab 1995 auf, dass sie 5,5-mal häufiger als unbelastete Kinder an Infektionen und Parasiten litten. Derselbe Effekt trat

Diagnostik

im Osten Weißrusslands (an der Grenze zu Polen) in den Jahren 2000 bis 2005 auf.

Wir müssen also damit rechnen, dass auch in Westeuropa ein statistisch ermittelbarer, kollektiver Einfluss der vorhandenen Radioaktivität auftritt, ohne dass wir ihn individuell feststellen können. Insofern scheint die von den russischen Forschern aufgeworfene Frage beantwortet: „Epidemiologen rätseln noch, ob der Effekt auf verstärkte Virulenz der Bakterien oder das geschwächte Immunsystem der Betroffenen zurückzuführen ist."

Der Begriff „Virulenz" bezeichnet in der reduktionistischen Medizin (vollständige Zurückführbarkeit auf kausale Ereignisse), die „Bösartigkeit" eines Virus oder Bakteriums, gekennzeichnet durch die Anzahl von Bakterien, die nötig ist, um einen Menschen zum Ausbruch einer Erkrankung zu zwingen. Wir wissen jedoch aus öffentlichen Versuchen von Virchow, von Pettenkofer und anderen berühmten Ärzten, dass ein gesunder, nicht immungeschwächter Mensch durch die Infektion mit Bakterien nicht zu einer Krankheit gezwungen wird, solange seine Abwehr intakt ist. Deshalb haben in Deutschland mindestens 50 Prozent der Bevölkerung einen messbaren Spiegel von Borrelia-Antikörpern ohne je mit Symptomen der Borreliose zu erkranken.

Die heute als "Klassiker" angesehenen Vertreter der Homöopathie kannten keine Schädigung durch Radioaktivität. Hier steht die derzeitige Generation von Homöopathinnen und Homöopathen vor einer großen Aufgabe, denn die gesundheitlichen Folgen radioaktiver Niedrigstrahlung sind weltweit seit 60 Jahren, insbesondere aber seit dem Reaktorunfall in Tschernobyl 1986, im Zunehmen begriffen. Sie drohen alle homöopathischen Heilungsbemühungen zunichte zu machen, wenn keine Wege gefunden werden, diese Schäden zu überwinden. Ebenso steht hier die Medizin insgesamt vor der Aufgabe, die individuelle Strahlungsbelastung von Menschen erst einmal darstellbar zu machen. Klinisch sind wir bisher auf Annahmen und Berechnungen stattgehabter Bestrahlungen angewiesen, was sehr feh-

Diagnostik

leranfällig ist, zumal Kranke wie Ärzte praktisch nie Aufzeichnungen über die erlittenen Strahlendosen eines ganzen Patientenlebens parat haben. Symptome der Strahlenkrankheit finden wir bei Borreliosekranken regelmäßig, vor allem eine 10-15fach erhöhte Anfälligkeit gegenüber Infektionen. Das bedeutet, dass Menschen mit einer chronischen Strahlenbelastung zu den 10 Prozent der Borrelia-Infizierten gehören, die überhaupt krank werden. Dem Krankheitsbild sind auch Parästhesien, sogenannte Polyneuropathie, und andere neurologische Störungen zuzurechnen. Der Verfasser kennt aus seiner Praxis mehrere Personen, die in der Nähe des havarierten Reaktors von Tschernobyl in der Ukraine gelebt hatten und Jahrzehnte später entsprechende charakteristische Symptome ausbildeten (15). Wir haben es also bei der chronischen Borreliose/ dem Post Lyme Syndrome mit einer Umweltkrankheit oder iatrogenen Krankheit oder einer Kombination von beiden zu tun.

Kollektiv-seelische, geistig-emotionale Ursachen

Wir müssen hypothetisch annehmen, dass die Borrelieninfektion etwas mit unserer Lebensweise zu tun hat, mit einem Ungleichgewicht in unserer sozialen, emotionalen, psychischen oder geistigen Hygiene, was dazu führt, dass diese Kleinlebewesen es einfach haben, sich mit unserem System zu verbinden und unseren genetischen Code zu "manipulieren". Jede epidemische Krankheit hat Entsprechungen auf anderen Ebenen, eine Art kollektiver Botschaft, ein Signal an die betroffene Menschengruppe, dass etwas nicht stimmt.

Dass es in unserem Leben Erscheinungen von solchem Umfang und derart starken Auswirkungen wie das epidemische Auftreten von Borreliose geben sollte, die nur unnütz, schlecht und ausrottungsbedürftig sind, mag als Erklärung für reduktionistische (Symptom und Ursache) Therapeuten ausreichen. Für sie liegt die höhere Bedeutung einer infektiösen Erkrankung bestenfalls darin, sie als Übungsfeld für die Entwicklung neuer Leben abtötender Substanzen ("Anti-Biotika") zu betrachten.

Diagnostik

Aus ganzheitsmedizinischer Sicht drängt sich die Frage auf, wohin uns die Krankheit führen, was sie uns lehren will. Eine mögliche Herangehensweise war die Betrachtung der Borreliose vom Wesen einer homöopathischen Arznei her, die in chronischen Borreliosefällen häufig erfolgreich verordnet wurde: Aurum arsenicosum.

Es ist historisch belegt, dass Aurum arsenicosum (Goldarsenit) einen medizinischen Bezug zur Syphilis hat, was angesichts der Verwandtschaft der begleitenden Bakterien (Treponema pallidum ist auch eine Spirochaete) nicht überrascht (5). Der niederländische Arzt und Chemiker Dr. Jan Scholten entwickelte in den 1990er Jahren ein System, mit dem das Wesen der chemischen Elemente des Periodensystems in Bezug zur krankmachenden Situation im Leben eines Menschen definiert werden kann (6). Dadurch wurde es möglich, aus der spezifischen krankmachenden Lebenssituation bestimmte Kombinationen von Elementen, wie zum Beispiel Gold und Arsen, vorherzusagen, die für genau diesen Menschen/diese Menschengruppe in genau dieser Lebenssituation homöopathisch- also "ähnlich dem Leiden"- sein können. Mit dieser sogenannten Gruppenanalyse (benannt nach den Gruppen des Periodensystems der Elemente) können wir theoretisch bei einer Kollektivkrankheit Rückschlüsse auf die krankmachende Situation bei der betroffenen Bevölkerungsgruppe ziehen.

Für die Gruppe der **Goldmetalle** ("Goldserie") stehen Themen und Begriffe wie: Organisation, Struktur, verantwortlich, schwer, ernsthaft, Verteilen, Scheitern, allein/Isolation, reiferes Alter, die Ebene des ganzen Landes...

für das Element **Arsen** (Stadium 15), das zur Eisenserie gehört, stehen folgende Themen/ Kategorien: Hinübergehen, Verlust, Ende, Bankrott, Entlassung, unnötig, überflüssig, weigern, quer- und für die Eisenserie (zu der das Element Arsen gehört) als Ganzes: Aufgabe, Arbeit, Pflicht, Handwerk, Nutzen, Perfektionismus, Routine, Ordnung, Kontrolle, Scheitern, Schuld, Erwachsener, Dorf.

Diagnostik

Aus diesen Begriffen wird deutlich, wie eine epidemische Krankheit eine zu einer bestimmten Zeit an einem bestimmten Ort bestehende soziale Disharmonie widerspiegeln kann. Infektiöse Krankheiten, für die kein (individueller oder kollektiver) Nährboden existiert, können sich nicht ausbreiten, ebenso wie sich bestimmte Bakterien nur auf speziellen Nährböden vermehren und nicht überall.

Die Problematik, die sich aus einer Kombination der Themen für Arsen und Gold ergibt, zeigt uns die aktuellen gesellschaftlichen Probleme für Deutschland und die anderen von Borreliose stark betroffenen Länder: Es geht um das Ende des durch mühsame Arbeit erworbenen Reichtums. Die goldenen Jahre des Booms sind vorbei. Viele Banken und mancher Staat sind bankrott. Der Staat will aber die Wohlfahrtspflege um jeden Preis fortführen. Gleichzeitig wird eine neue Verteilung des Reichtums suggeriert. Die Regierung scheitert an ihrer Pflicht, eine funktionierende Organisation herzustellen und sucht immerzu Schuldige dafür. Viele Menschen, besonders im reiferen Alter, sehen ihren Lebensplan gescheitert. Der Verfall der überkommenen Familienstrukturen treibt besonders ältere Menschen in die Isolation.

Hierher gehört auch die Beobachtung des Autors Heinrich Pennekamp, dass Aurum arsenicosum angezeigt sei für "Kinder, die unter unsicheren Familienverhältnissen leiden und die wegen Alkoholismus und Gewalttätigkeit der Eltern Ängste" entwickeln (7). Letzteres Phänomen tritt massenhaft in dem Land auf, von dem die aktuelle Borreliose- Epidemie ausging: Mehr als eine Million ehemaliger Kriegsteilnehmer in den USA belasten mit ihren seelischen Traumata ebenso viele Familien. Und: Nicht zufällig ist Connecticut - der Bundestaat, von dem die Borreliose ihren Ausgang nahm - der Staat der USA mit dem höchsten Pro- Kopf- Einkommen: Hier leben die Menschen, die am meisten zu verlieren haben.(8)

Diese Assoziationen lassen sich für weitere gesellschaftliche Problembereiche fortführen. Scholtens Modell zeigt, dass

Diagnostik

a) das Periodensystem eine weitere Ebene ist, auf der sich das hermeneutische Prinzip von "Wie oben, so unten." verwirklicht,

b) wir mit Hilfe von Naturwissenschaft und Homöopathie medizinische Probleme erfolgreich durch Anwendung bekannter philosophischer Prinzipien lösen können.

Daraus folgt, dass es für die Entstehung einer Borreliose-Epidemie nicht genügt, dass es in einem Land Zecken und Borrelien gibt, es muss auch ein für die Borreliose-Ausbreitung günstiges geistig- soziales, kollektiv-immunologisches (Problem-)Feld vorhanden sein. Obwohl es im Süden Europas deutlich wärmer ist und es folglich mehr Zecken gibt, berichten dortige Epidemiologen (noch) nicht über Borreliose als Massenproblem. Hingegen scheint die gesellschaftliche Problem-Situation in Deutschland der in Nordamerika zunehmend zu ähneln, denn dort gleichen sich die Borreliose- Situationen.

Wer im Einklang mit den Gesetzen des Lebens handelt - diese Gesetze werden auf unserem Planeten seit 2,5 Milliarden Jahren von Bakterien geschrieben - hat weniger zu befürchten (9). Wer mittels Antibiotika nur die Überbringer der genetisch verschlüsselten Botschaft zur Strecke bringen will, hat die Tragweite des Problems - für sich als Individuum wie für die Gesellschaft - nicht erkannt.

Konsequenzen für die homöopathische Behandlung chronischer Borreliose/ des Post Lyme Syndrome

Wie in jedem Krankheitsfall muss nach den möglicherweise zu Grunde liegenden Ursachen genau geforscht werden. Diese wurden an anderer Stelle ausführlich beschrieben und es wird hier nur kurz darauf verwiesen (20). Die Kombination von flächendeckender Schwermetallbelastung, besonders Quecksilber-Amalgam aus Zahnfüllungen, Blei aus den Böden, massiver Irritation des Immunsystems durch die Aluminiumsalze in Impfstoffen, die zunehmend häufiger verabreicht werden sowie die chronische Niedrigdosis- Strahlenkrankheit (RIDS- Radiation Induced immune Deficiency Syndrome) zusammen mit der spe-

Diagnostik

zifischen sozialen Stress-Situation des westlichen Spätkapitalismus' bilden einen Komplex von Faktoren, den es so in der Menschheitsgeschichte noch nicht gegeben hat. Hier liegt die Antwort auf die eingangs gestellte Frage, warum uns Borreliose-Epidemien aus der Medizingeschichte nicht überliefert sind.

> "Organon der Heilkunst" § 5 (13):
> *"Als Beihülfe der Heilung dienen dem Arzte die Data der wahrscheinlichsten Veranlassung der acuten Krankheit, sowie die bedeutungsvollsten Momente aus der ganzen Krankheits-Geschichte des langwierigen Siechthums, um dessen Grundursache, die meist auf einem chronischen Miasm beruht, ausfindig zu machen, wobei die erkennbare Leibes-Beschaffenheit des (vorzüglich des langwierig) Kranken, sein gemüthlicher und geistiger Charakter... in Rücksicht zu nehmen sind."*

Genius epidemicus für Borreliose?

Hahnemann bediente sich zur Auffindung eines Prophylaxe- oder Heilmittels bei auftretenden Epidemien einer einfachen Methode: Er erforschte die charakteristischen Symptome der Krankheit und verglich sie mit den ihm bekannten (von ihm selbst geprüften) homöopathischen Heilmitteln. Das gefundene Arzneimittel nannte er den "Genius der Krankheit" oder lateinisch genius epidemicus (Organon §§ 100 ff.). Diese Vorgehensweise eignet sich am häufigsten im Fall der akuten Erkrankung. Wenn es sich um Fälle handelt, die in Folge einer individuellen Schwächung des Immunsystems (zum Beispiel nach Impfungen, Exposition gegenüber toxischen Schwermetallen, Radioaktivität oder Mycotoxinen) chronisch geworden sind, ist eine individuelle, auf die primäre Ursache gerichtete Behandlung unumgänglich, um eine dauerhafte Heilung zu erzielen. Hier kommen die von Hahnemann für die Behandlung chronischer Krankheiten dargelegten Behandlungsschritte zur Anwendung (13). So wie Hahnemann 1830 sich beim Herannahen der Cholera für deren Prophylaxe und Bekämpfung rüstete, sollten wir heutigen Homöopathinnen und Homöopathen uns für diese moderne Seuche rüsten, unser Arsenal auf taugliche Mittel zu deren Bekämpfung prüfen und gegebenenfalls neue erproben,

Diagnostik

um wirklich in allen Fällen "schnell, sanft, sicher und dauerhaft" heilen zu können.

Der Autor Dr. med. vet. Peter Patzak, vormals Alex, ist Homöopath in Torgau, Nordsachsen, und verfasste mehrere Bücher und Arbeiten über Borreliose aus Homöopathischer Blickweise. Siehe auch Borreliose Wissen Nr. 23, Borreliose und FSME Bund Deutschland, www.bfbd.de.

Quellen:

1. BFBD (Borreliose und FSME- Bund Deutschlands); Poster mit Fallzahlen von Borreliose- Infizierten pro Bundesland, 2010

2. Alderson, William; Miasms and Social Change, Homeopathic Links, Autumn 2008, Vol. 21: 113

3. Perko, Sandra; Die homöopathische Behandlung der Grippe, Narayana Verlag Kandern 2009

4. www.rki.de

5. Vermeulen, Frans; Synoptic Materia Medica, vol. 2, Merlijn Publ. Haarlem 1996

6. Scholten, Jan; Homöopathie und die Elemente, Stichting Alonnissos, Utrecht 1997

7. Pennekamp Heinrich; Kinder- Repertorium, Pennekamp MDT- Verlag Osten- Isensee 2005

8. Wilkinson, Richard und Pickett, Kate; The Spirit Level- Why Greater Equality Makes Societies Stronger; Bloomsbury Press, New York 2009

9. Margulis, Lynn und Sagan, Dorion; Microcosm: Four Billion Years of Evolution from our Microbial Ancestors; Simon & Schuster, New Yourk 1991

10. Kimmig, Peter, Hassler, Dieter u. Braun, Rüdiger; Zeckenkleiner Stich mit bösen Folgen, 3. Aufl., Lübbe, o.O. 2000

Diagnostik

11. Schwarzbach, Armin; C3a und C4a bei chronischer Borreliose- Neue sinnvolle Laborparameter? in: Borreliose Wissen, Nov 2008

12. Seherr-Thohs, Eckart von; Vortrag auf dem 1. Europäischen Borreliose- Symposium, Torgau 2008

13. Hahnemann, Samuel; Organon der Heilkunst, O.- Verlag Berg am Starnberger See 1985

14. Daunderer, Max; Amalgam, 5. Aufl., ecomed Verlag, Landsberg/ Lech, 2006

15. Yablokov, Alexey V., Nesterenko, Vassily B., Nesterenko, Alexey V. and Sherman-Nevinger, Janette D. (ed.); Chernobyl: Consequences of the Catastrophe for People and the Environment, Wiley-Blackwell, 2010

16. Aaby, Peter et al.; Routine vaccination and child survival in Guinea-Bissau, BMJ 2001; 322:360

17. Murphy, Robin; Homeopathic Clinical Repertory; Lotus Health Institute, Blacksburg VA 2005

18. Oettmeier, Ralf und Reuter, Uwe; Immunstimulation und Immunrestauration als Komplemetär zur homöopathischen Borreliosetherapie, in: Alex, Peter; Borreliose- Hintergründe und Heilung, Edition Krannich, Bennewitz 2011

19. mdr-konkret; Film über ein impfgeschädigtes Mädchen mit Tetraplegie und Entwicklungsstillstand nach FSME- Impfung (gesendet: 9.12.2009)

20. Alex, Peter; Borreliose- Hintergründe und Heilung, Edition Krannich, Bennewitz 2011

Diagnostik

ispot – Chance für objektiveres Testergebnis?

Neuer Borreliose-Test aus den USA

Anlässlich der ILADS-Konferenz im Oktober in San Diego, USA, wurde mit dem iSpot-Lyme ein neuer Borrelien-Antikörper-Test vorgestellt. Der von Pharmasan Labs entwickelte Test sei wesentlich empfindlicher und spezifischer als der bisherige Standard-Westernblot. Er nütze die Technologie des Elispot, der ursprünglich für Auswertung einer persistierenden Tuberkulose entwickelt worden war. Damit ließe sich, so Keith Berndtson, Direktor der Klinik Park Ridge Multimed, Chicago, die Rate der falsch-negativen Ergebnisse massiv verringern. Die herkömmlichen Western-Blots hätten eine falsch-positive Rate von etwa 30 Prozent; beim iSpot seien es nur sechs Prozent, die der falsch-negativen etwa 16 Prozent. Die geschätzte Sensitivität liege bei 84 Prozent, die Spezifität bei 94 Prozent. Quelle: Infodienst Historic Primary Care.

Neue Borrelien-Testmethode in den Niederlanden

Dabei geht es darum, Borrelien durch Anzucht in Blut sichtbar zu machen. Dazu muss die Blutabnahme in den Niederlanden erfolgen, weil das Blut spätestens nach 24 Stunden zur Verfügung stehen muss. Es wird mit einem Medium in drei verschiedene Zuchtphasen eingebracht. Die erste Phase gibt nach sechs Tagen Auskunft (285,84 €), die zweite nach neun Wochen (443,04 €) und die dritte nach 17 Wochen (561,41 €).

Bei der Methode, angeblich vergleichbar mit einer Entwicklung von Dr. Joseph Burrascano, USA, handelt sich um eine eigene Entwicklung von Laboratorium Prohealth im Niederländischen Weert unter den Namen Borrelia Extended Analyses (BEA). Vergleichsstudien liegen derzeit nicht vor. www.prohealth.nl

Borreliose in Mecklenburg-Vorpommern?

Vor mehr als 15 Jahren startete im nordöstlichsten Zipfel Deutschlands eine Bevölkerungsstudie unter dem Begriff SHIP (Study of Health in Pomerania). Darüber berichtete PD

Diagnostik

Dr.rer.med.habil. Dr.phil Carsten Oliver Schmidt im Oktober auf einer Pressekonferenz in Wiesbaden. Dazu werden über 8.000 Bewohner in Abständen untersucht. Grund war eine besonders hohe Dichte an Fettleibigkeit, Bluthochdruck, Typ-2-Diabetes und Gallensteine. Es bestand der Verdacht, dass in dieser Bevölkerungsgruppe Risikofaktoren für wichtige Erkrankungen besonders häufig auftreten. Neben Interviews umfassen die Untersuchungen EKG, Blutdruckmessungen, zahnärztliche Befunde, Leber-, Schilddrüsen- und Karotis Ultraschall, kardiopulmonale Belastungsuntersuchungen und deine dermatologische Befundung. Die Teilnehmer erhalten die Möglichkeit, eine Nacht im Schlaflabor zu verbringen. Der Körper wird mit einem 3D-Body-Scanner vermessen und mit einer Ganzkörperuntersuchung im Kernspintomografen angesehen.

Frage an Schmidt, ob man auch nach Borrelien-Antikörpern suche. Dies verneinte er, gab aber fast erheitert zum Besten: „Fast jeder dritte Mensch in Mecklenburg-Vorpommern hat eine Borreliose." Bemerkenswert dazu ist, dass es im gesamten Bundesland keine einzige Borreliose-Selbsthilfegruppe gibt.

Teuflische Diagnosen

Im Zweifel gegen die Eltern, urteilte das Gericht in Bamberg und entzog Petra Heller ihren Sohn Aeneas, weil sie ihn – wie sich auch – auf Borreliose behandeln ließ. Das war 2004.Grund war eine teuflische Diagnose, anscheinend erfunden, um Jugendämter vor falschen Entscheidungen und Konsequenzen zu schützen: Münchhausen-by-proxy-Syndrom. Aeneas habe gar keine Borreliose gehabt, sondern seine Mutter eine psychische Krankheit. Da nützte auch nicht, dass über Monate Borreliose-Patienten auf der Straße protestierten. Auch die behandelnden Ärzte – renommierte Experten - wurden ignoriert. Aeneas kam in ein Kinderheim und seine Mutter flüchtete über Jahre, weil sie mit Zwangseinweisung rechnen musste. 2013 wurde Aeneas endlich volljährig. Doch es gibt kein Happyend. Petra Heller verstarb am 15. Oktober 2013, allein. In einem Schweizer Hotelzimmer.

Therapie

Insulin-Potenzierte Therapie bei chronischer Borreliose

Von Jürgen Juchheim

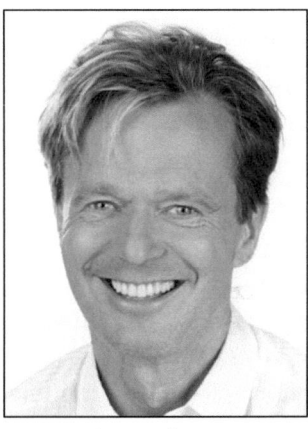

Die "Insulin-Potenzierte Therapie (abgekürzt IPT) ist eine Behandlung, bei der mit Hilfe von Insulin andere Medikamente wie Antibiotika in ihrer Wirkung verstärkt werden und das bei geringeren Nebenwirkungen. Erfahrungen in der ärztlichen Praxis haben gezeigt, dass bei chronischen bakteriellen Infekten wie chronischer Borreliose die IPT positive Wirkung zeigt und möglicherweise eine Langzeit-Antibiose, die auf Grund ihrer Nebenwirkungen umstritten ist, ersetzen kann. Die IPT kann ambulant in der ärztlichen Praxis durchgeführt werden.

Geschichte der IPT

Die Insulin-Potenzierte Therapie wurde bereits 1930 von dem mexikanischen Militärarzt Dr. Donato Garcia entdeckt und zur Behandlung der Syphilis angewendet. Sie geriet dann mit Entdeckung der Antibiotika über Jahrzehnte in Vergessenheit, erlangt aber jetzt wieder an Bedeutung insbesondere, um möglicherweise an die Stelle der umstrittenen Langzeit-Antibiose in der Behandlung der chronischen Borreliose zu treten. Die IPT basiert auf der Erfahrungsmedizin und ist nur durch einige ältere Studien belegt.

Wirkungsweise

Bei chronischen Infekten wie chronischer Borreliose scheinen sich die Erreger nicht nur extrazellulär zu befinden, sondern auch intrazellulär, sodass bei üblicher Antibiotikatherapie die Konzentration der Wirkstoffe nicht ausreicht, die Erreger intrazellulär abzutöten. Bei der IPT wird Insulin intravenös verab-

Therapie

reicht. Die Dosis wird entsprechend dem Körpergewicht berechnet. Exogenes (von Außen eingebrachtes) Insulin wirkt auf den IGF-Rezeptor (Insulin- growth factor) und erhöht die Permeabilität (Durchlässigkeit) der Zellmembran. Auf Grund dieses Membran-Effektes können Antibiotika in höherer Konzentration in die Zellen gelangen und dort wirksam werden.

Durchführung

Die IPT kann ambulant in der Praxis vom ausgebildeten Arzt durchgeführt werden. Der nüchterne Patient wird während der Behandlung überwacht. Entsprechend dem Körpergewicht wird die Insulindosis errechnet und intravenös verabreicht. Nach 25 bis 35 Minuten fällt der Blutzucker unter 40. Dies wird als therapeutisches Moment bezeichnet. In dieser kurzen Phase können Wärmegefühl, Hunger, Tachykardie, Schläfrigkeit, Verringerung der mentalen Klarheit oder undeutlichen Sprechen auftreten.

Jetzt wird eine Kombination verschiedener Antibiotika intravenös verabreicht. Vor der Behandlung ist diese Antibiotika-Kombination auf Verträglichkeit getestet. Danach folgt eine Gabe von 30-50 Milliliter 40 Prozent Glucose, um den Blutzuckerspiegel wieder anzuheben. Der Patient trinkt nun ein Fructose-Mineral Gemisch um die Hypoglykämie vollends aufzuheben und isst mitgebrachtes Obst. Während der gesamten Behandlung und für einen Zeitraum von zwei Stunden danach werden EKG, Blutdruck, Sauerstoff und Blutzucker engmaschig kontrolliert. Die Behandlung wird ein Mal pro Woche durchgeführt. Erfahrungsgemäß sind für die Behandlung der chronischen Borreliose acht bis zehn Sitzungen erforderlich.

Behandlungsverlauf

Bei den von uns behandelten Patienten zeigt sich folgender Behandlungsverlauf. Nach der ersten Sitzung fühlen sich die Patienten deutlich wohler. Nach der zweiten und dritten Sitzung tritt meist eine Verschlechterung des Befindens ein. Möglicherweise ist dies durch eine Herxheimer Reaktion zu erklären. Ab der

Therapie

vierten Sitzung kommt es dann in der Regel zur allmählichen Besserung der Beschwerden wie Neuralgien, Dysästhesien, Paresen, muskuloskeletalen Symptomen oder Erschöpfungssymptomatik. Vier Wochen nach Abschluss der Behandlung konvertiert der Borrelien LTT-Test bei allen behandelten Patienten und zeigt ein negatives Ergebnis. Bei Nachuntersuchungen sechs Monate nach Behandlungen waren die Beschwerden bei den meisten Patienten zwar besser, sie waren aber nicht völlig beschwerdefrei. Im Rahmen der Behandlung mit IPT sind komplementäre Maßnahmen, insbesondere Ernährungsumstellung, Darmsanierung, Immuntherapie und ausleitende Maßnahmen in den meisten Fällen von Nutzen.

Zusammenfassung

Wir behandelten bisher nur ein kleines Kollektiv von elf Patienten mit chronischer Borreliose mit Insulin-Potenzierter Therapie. Unserer Erfahrung nach besserten sich die Beschwerden bei fast alle Patienten durch die IPT. In den meisten Fällen sind zusätzliche Maßnahmen der biologischen Medizin erforderlich, um eine Stabilisierung zu erzielen. Die Durchführung wissenschaftlicher Studien ist meiner Meinung nach durchaus zu befürworten.

Dr. Jürgen Juchheim praktiziert als niedergelassener Facharzt für Allgemeinmedizin und Naturheilverfahren in einer Gemeinschaftspraxis in München.

Therapie

Borreliose – neue Sicht auf Ursache und Heilung

Von Gerhart Johannes Rex

Neue Begriffe:
Immunstarre

macht die Entstehung der Chronischen Borreliose erst möglich

Organische Routine Fehlfunktionen (ORF)

erhalten Symptome nach Ursachenbeseitigung aufrecht

Die Heilungsmechanik:

- Biologisches Gesetz der Homöostase mit Symptom-spiegelung
- Bioelektrischer Körperfeldausgleich und
- Psychologischer Feldausgleich in Physikalisch Induzierter Kurzhypnose

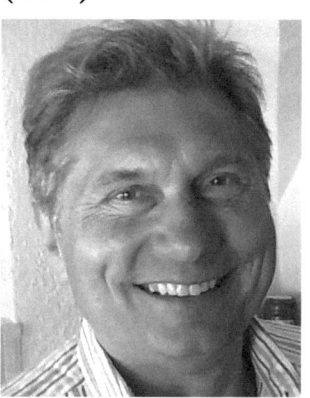

In diesem Beitrag wird kurz gefasst dargestellt:

- Die Situation der von chronischen Borreliose betroffenen Menschen
- Die Bedingungen, unter denen eine chronische Borreliose entsteht
- Der Ausweg: Die Heilung der chronischen Borreliose

In diesem Artikel geht es um die Vorstellung einer neuen Sicht auf Ursache und Heilung der chronischen Borreliose. In einem kurz gefassten Überblick über die aktuelle epidemiologische und Therapiesituation werden Daten genannt, die im Internet leicht verifizierbar sind, insbesondere bei Wikipedia und in der umfangreichen wissenschaftlichen Datenbank zum Thema von Privatdozent Dr. med. W. Berghoff.

Therapie

Darauf folgt die logischen Analogieschlüssen folgende Einführung der Begriffe Immunstarre als auslösender Faktor bei der Entstehung der chronischen Borreliose, gefolgt von der ORF zur Erklärung weiter bestehender Symptomatik nach Beseitigung der Ursachen und der Methoden zur Heilung dieser Zustände, wie sie sich in meiner Praxis regelmäßig zur Heilung dieser Krankheitsfälle bewähren (Rexmedizin® mit Pure-Homöopathie® (Symptomspiegelung), Vitalphysik® (Körperfeldausgleich und psychologische Konfliktlösung mit Physikalisch Induzierter Kurzhypnose).

Abschließend wird darauf hingewiesen, dass es sich bei den dargestellten Heilverfahren um komplementärmedizinische Maßnahmen handelt, die schulmedizinische Abklärungen und Behandlungen nicht ersetzen sollen, sondern erst in Betracht kommen, wenn die üblichen etablierten medizinischen Vorgehensweisen keinen oder nur unzureichenden Erfolg haben.

1. Aktuelle Situation der von chronischer Borreliose betroffenen Menschen

Wie viele Menschen sind betroffen? – Welche Krankheiten werden oft fehldiagnostiziert? – Was bedeuten die Laborergebnisse? – Welche Hilfen gibt es von Seiten der Schulmedizin? – Welche Hilfen gibt es von Seiten der Komplementär- und Alternativmedizin? – Drei Beispiele von Krankheitsverläufen

Wer dies liest, weiß bereits einiges über die enorme Verbreitung der chronischen Borreliose, wobei sich Wissenschaftler über Zahlen und Prozente streiten. Nach einer Schätzung von Berghoff sind 1,5 bis 2 Millionen Menschen in Deutschland an Borreliose erkrankt. Ich möchte mich aber nicht an den Diskussionen über die Häufigkeit dieser Krankheit beteiligen.

Auch möchte ich nicht teilnehmen an den Diskussionen über die Häufigkeit, mit der Borreliose „fehldiagnostiziert" wird, zum Beispiel als HWS-Syndrom, Fibromyalgie, Karpaltunnelsyndrom, Hirnhautentzündung, Bandscheibenvorfall, Polyarthritis,

Therapie

Bursitis (Schleimbeutelentzündung), Schlaganfall, Migräne oder Multiple Sklerose.

Man muss zugeben, die Diagnose ist für streng schulmedizinisch orientierte Ärzte oft schwierig. Viele Beschwerden der chronischen Borreliose imitieren Krankheiten, besonders aus den Gebieten Neurologie und Orthopädie sowie der Psychiatrie. Auch die Ausschöpfung aller Möglichkeiten der Labormedizin hilft in dieser Frage nicht weiter. Falls man Antikörper gegen die Erreger im Liquor (Nervenwasser) findet und entsprechende Symptome vorliegen (kappenförmige Kopfschmerzen, Sehstörungen, Konzentrationsstörungen, Hirnhautentzündung, Empfindungsstörungen vielfältiger Art, Wesensveränderungen), kann man mit einiger Sicherheit eine Neuroborreliose diagnostizieren. Auch wenn man den Erreger beispielsweise in Hautveränderungen findet, in dem man ihn im Mikroskop direkt betrachtet, kann man eine Borreliose direkt beweisen. Aber in allen anderen Fällen beweisen alle Laboruntersuchungen lediglich, dass es einen Kontakt mit dem Krankheitserreger gegeben hat und eine vermutete Wahrscheinlichkeit der Erkrankung, sonst nichts. So ist es zu erklären, dass so viel Uneinigkeit herrscht und so viele Diagnosen erst sehr spät gestellt werden.

Welche Leiden nicht therapierte Patienten mit Borreliose haben, untersuchte J. Wriedt 2005:„Vom Beginn der Beschwerden bis zur Stellung der richtigen Diagnose dauerte es im Schnitt 6,6 Jahre; dazu wurden mehr als fünf verschiedene Ärzte aufgesucht. Circa 30 Prozent der Erkrankten hatten einen, weitere 30 Prozent zwei oder mehr Krankenhausaufenthalte hinter sich. Im Durchschnitt lagen die Patienten 34,4 Tage im Krankenhaus. Acht Prozent beziehen eine Erwerbsunfähigkeitsrente. Zum Zeitpunkt der Umfrage befanden sich acht Prozent in Reha-Maßnahmen, 24 Prozent waren krankgeschrieben. Im Schnitt waren die Betroffenen wegen der Borreliose 12,32 Monate arbeitsunfähig. Drei Fälle von Suizid in Folge der Erkrankung waren in dieser Patientenbefragung bekannt."

Therapie

Andererseits liegen Hinweise darauf vor, dass 40 Prozent der an Borreliose erkrankten Menschen auch lange nach antibiotischer Behandlung und ohne spezifische Hinweise in den Laborbefunden („seronegative Borreliose") weiter an schweren Symptomen der chronischen Borreliose leiden. Das Vorliegen der Krankheit lässt sich also nur aus den Symptomen schließen. Und wenn diese Symptome durch Borreliose ausgelöst wurden, dann sind dagegen die Mittel der Schulmedizin mitunter praktisch wirkungslos. Dabei gibt es eine Ausnahme. Diese Ausnahme sind die Antibiotika. Die Versagerquote der Antibiotikabehandlung soll allerdings bis zu circa zehn Prozent bei der Behandlung akuter Fälle und bis zu 50 Prozent bei der längeren Behandlung chronischer Fälle mit intravenösen Infusionen liegen. Wer zu dieser Frage im Internet recherchiert, erfährt alle möglichen Angaben. Im Ergebnis bleiben aber in Deutschland und weltweit Millionen Menschen schulmedizinisch bislang nicht mehr behandelbar („austherapiert") diesem Leiden überlassen.

Die komplementären oder alternativen Heilverfahren können in der Regel mit kaum besseren Heilungsquoten aufwarten. Dabei haben diese Verfahren häufig von Vorneherein keine Heilung zum Ziel. So etwa wenn Beschwerden mittels Akupunktur gelindert werden sollen. Das gelingt in der Regel auch, aber eine Heilung ist davon regelhaft nicht zu erwarten. Ebensolches gilt üblicherweise auch für die Behandlung mittels der Pflanzenheilkunde. Vieles andere wird angeboten, oft wohl auch nur, weil aus dem ausweglos scheinenden Leid der Betroffenen versucht wird, Geld zu schlagen, ohne wirkliche Hilfestellung zu leisten. Ich bin der Überzeugung, dass es sowohl in der Schulmedizin, als auch bei den Komplementär- und Alternativmedizinern gleichermaßen Behandler gibt, die nur am Gewinn interessiert sind und andere, denen die Besserung ihrer Patienten am Herzen liegt. Meinungsvielfalt gibt es darüber hinaus sowohl im „wissenschaftlichen" Lager als auch bei „Erfahrungsmedizinern".

Therapie

Was war zuerst: die Heilungsmöglichkeit oder die Krankheit?

Am sichersten orientiert man sich wohl an den Erfolgen der Methoden. Glücklicherweise bieten heute im Internet verschiedene Portale Betroffenen die Möglichkeit, ihre Erfahrungen mit Behandlern und Methoden öffentlich zu machen. Die größte deutsche Ärztebewertung im Internet Jameda (www.jameda.de) bietet dazu gute Gelegenheit, dass sich Betroffene gegenseitig austauschen und Behandler bewerten. Dort hält die Rexmedizin® aktuell (Oktober 2013) die Spitzenposition der Bewertung im Bereich homöopathischer Privatärzte (Link unter www.rexmedizin.de).

Nach meiner Überzeugung gibt es Krankheiten nur, weil es auch die dazu gehörigen Heilungsmöglichkeiten gibt. Aus denselben Gründen, aus denen die Natur Frauen hervorgebracht hat, die zu Männern passen und alles andere auch mit seinem passenden Gegenstück entstanden ist und ohne dieses gar nicht existent wäre: zum Beispiel unten-oben, hinten-vorne, arm-reich, groß-klein, die Liste wäre beliebig bis ins Fastunendliche fortführbar, darunter selbstverständlich auch das „Paar" Krankheit-Heilung, beziehungsweise „krank-gesund". Immer gilt: In unserer dualen Welt gibt es zu allen Eigenschaften auch das Gegenteil und grundsätzlich auch die Mittel dazu, die „Seiten zu wechseln".

2. Wie chronische Borreliose entsteht
Immunstarre und Routine-Fehlfunktionen

Wie wird die Borreliose wirklich übertragen? – Wieso erkranken die einen und warum erkranken andere nicht? – Warum entsteht aus Immunstarre ausgerechnet eine Borreliose? – Wie können ORF eine Krankheit trotz erfolgreicher Beseitigung der Ursachen zementieren?

Allgemein bekannt ist die Entstehung der Borreliose durch den Stich einer infizierten Zecke und wie lange die Zecke etwa verbleiben muss, um die Erreger zu übertragen. Viel weniger ist bekannt, dass es verschiedene Untersuchungen gibt, wonach auch

Therapie

andere blutsaugende Insekten, zum Beispiel Stechmücken zwischen ein bis zehn Prozent regional unterschiedlich Borrelien tragen und übertragen. Da im Verlaufe eines jeden Sommers fast jeder in Deutschland fünf bis zehn Mückenstiche erfährt, müsste der größere Teil der gesamten Bevölkerung infiziert werden, allerdings ohne die Krankheitssymptome zu entwickeln. Dies erklärt aus logischen Gründen die hohe Zahl der Menschen mit nachweisbarer Infektion (Antikörper im Blut) aber ohne Krankheitszeichen. Bei diesen Menschen hat das Immunsystem seine Arbeit ungehindert erledigt.

Organische Routine Fehlfunktion (ORF)

Wieso aber erkranken die einen und warum erkranken andere nicht, wenn Ihnen die Erreger übertragen werden? Offensichtlich muss es etwas geben, was das Immunsystem daran hindert, seine Aufgaben voll umfänglich wahrzunehmen. Wir kennen solche Umstände, unter denen sowohl der Mensch als Ganzes, ebenso wie sein ihm gehörendes Immunsystem nicht mehr ausreichend arbeiten.

Beispielsweise nach dem Tod eines Ehepartners nach 40 Jahren Ehe. Wenn der zurück gelassene Partner keinen rechten Sinn mehr im Leben sieht, dann reduziert er seine Lebenstätigkeit, steht vielleicht noch morgens auf und frühstückt, aber viele seiner früheren Unternehmungen reduziert er, weil er nicht mehr weiß „was das Ganze soll". Ebenso bringt sein Immunsystem die Grundleistungen, nimmt aber nicht mehr voll an der Gefahrenabwehr teil. Nach einigen Monaten bis zu einem Jahr ist der übrig gebliebene Partner an irgendeiner Bagatellinfektion, die zur Lungenentzündung wurde oder an einem Krebs gestorben, weil sein Immunsystem nur noch ebenso eingeschränkt funktioniert hat, wie der Mensch als Ganzes noch Sinn gesehen hat. Jeder kennt solche Beispiele. Ich nenne es Immunstarre.

Ein weiteres Beispiel ist der sogenannte „Pensionärstod". Wenn ein Mensch seinen Lebenssinn in seiner Arbeit gesehen hat, für die er gelebt hat und die er nun nicht mehr ausüben kann, dann neigt auch er dazu, zwar morgens noch aufzustehen und zu

Therapie

frühstücken, aber auch er weiß nicht mehr „was das Ganze soll". Und wenn er sich nicht zu helfen weiß, gerät er ebenso in die Immunstarre. Die Todesanzeigen der 60 bis 66jährigen sind in der Tagespresse nachzulesen.

Immunstarre führt nicht immer zum Tod. Wenn vom Grunde her eigentlich schon noch eine Sehnsucht und Chance auf Lebensfreude besteht, dann geht auch die Immunstarre nicht so weit, den Tod des Menschen zuzulassen. Den Begriff der Immunstarre habe ich ursprünglich aus der Konfrontation mit meinen Borreliose – Patienten geprägt. Mir ist aufgefallen, dass es immer, wenn chronische Borreliose aufgetreten war, schwer zu bewältigende Krisen gab, die zur dazu passenden „Teilleistungsstörung" des Immunsystems geführt haben.

Beispiele:

Eine Frau hatte die Eltern ihres Gatten gepflegt bis beide Schwiegereltern gestorben waren. Dann entschied ihr Mann den Umzug in ein anderes Bundesland. Dort lebte die Frau und fühlte sich in dem großen Haus und der wunderbaren Landschaft doch unendlich allein, hatte sie doch ihre Ursprungsfamilie und alle ihr Freunde und Bekannten zurücklassen müssen. Sie berichtete, dass sie buchstäblich täglich in die Abstellkammer zum Weinen ging. Ein Zeckenbiss oder eine Stechmücke und sie entwickelte eine Borreliose ohne Heilung durch Antibiotika in einer mehrjährigen Leidensgeschichte und wurde schließlich durch Pure-Homöopathie® (streng nach den circa 300 Originalregeln Hahnemanns) und Vitalphysik® mit Feldausgleich und Physikalisch induzierten Kurzhypnosen gesund. Sie lernte dabei, nicht nur andere wichtig zu nehmen, sondern auch zu sich und ihren Bedürfnissen zu stehen.

Ein Junge (Grundschulalter), beide Eltern im Geschäft, kommt wegen Neuroborreliose nach Krankenhausaufenthalten und der üblichen intravenösen Antibiose in meine Praxis. Der Bub hat Verhaltensstörungen, andauernde Kopfschmerzen und gelegentliche Fieberschübe. Heilpraktiker wurden ausprobiert und dazu viele Kilometer zurückgelegt und eine große Anzahl hochpoten-

Therapie

ter Globuli (entgegen der Originalregeln Hahnemanns) verordnet. Die Mutter war nervlich am Ende, auch weil seitens der letzten Heilpraktikerin ihr die Schuld an der scheinbaren Unheilbarkeit des Kindes gegeben wurde. Tatsache war: Die Mutter bringt den Jungen jeden Morgen zur Großmutter. Zwischen beiden Frauen bestanden tiefe Konflikte mit entsprechend vorwurfsvollem und emotional angespanntem Umgang miteinander. Der Junge war damit überfordert, weil er beide liebte und sich schuldig fühlte. Er geriet in die „dazu passende" Immunstarre. Ein infizierter Zeckenbiss oder eine infizierte Stechmücke hatte für die Familie schwere Folgen. Der Junge entwickelte eine Neuroborreliose und wurde erst gesund als er und die von ihm geliebte Mama und Oma schließlich durch Pure-Homöopathie® (streng nach den circa 300 Originalregeln Hahnemanns) und Vitalphysik® mit Feldausgleich und Konfliktlösungen mit Physikalisch Induzierten Kurzhypnosen behandelt worden waren. Glücklicherweise waren beide Frauen dazu bereit.

Ein Unternehmer mittleren Alters; vor mehreren Jahren wurde Borreliose diagnostiziert und mehrmals antibiotisch behandelt. Trotz weiterer Heilpraktikerbehandlung und Ärztekonsultationen klagte er über weiter bestehende wechselnde Schmerzen in Armen und Beinen. Aus einer weitgehend freudlosen Kindheit hatte er das Gefühl seiner Daseinsberechtigung alleine aus seiner Leistungsbereitschaft und Anstrengungen, es möglichst immer allen in der Familie und in seinem Unternehmen recht zu machen, geschöpft. Bevor die Borreliose auftrat, hatte sich in ihm schon das Gefühl der Überforderung und Ausweglosigkeit ausgebreitet. Bei Behandlungsbeginn bestand auch Angst, Fahrstühle zu benutzen. Er hatte auch Flugangst. Er wurde gesund durch Pure-Homöopathie® und Vitalphysik® mit Physikalisch Induzierten Kurzhypnosen zur Konfliktlösung. Er lernte es, emotional hinzunehmen, es nicht immer allen recht machen zu können. Er verlor die Ängste und begann sein Unternehmen stressfreier und mit Freude zu erleben. Seine eigenen Bedürfnisse sind ihm nun mindestens ebenso wichtig, wie die der Ande-

Therapie

ren. Seine Schmerzen verschwanden im Zuge der Konfliktlösungen und Symptomspiegelungen.

Weitere und ausführlichere Beispiele aufzuführen, ist aus Platzgründen für diesen Artikel nicht möglich und bleibt daher einer eigenen Buchveröffentlichung vorbehalten.

1. Der Ausweg – Die Heilung der chronischen Borreliose

Warum können Antibiotika nur begrenzt wirken und oft nicht heilen? – Was sind ORF? – Wie werden die Immunstarre und ORF aufgelöst? – Wie setzt man durch Symptomspiegelung (Pure-Homöopathie®) das Naturgesetz der Homöostase zur Heilung ein? – Wie werden dauerhafte Konfliktlösungen durch Physikalisch Induzierte Kurzhypnosen möglich?

Man darf sich fragen, warum das Problem mit der Borreliose so häufig alles andere als „gelöst" ist, also die Krankheitssymptome anhalten und allen üblichen Behandlungsversuchen trotzen. Man versteht dies leichter, wenn man sich vergegenwärtigt, dass die üblichen Behandlungsmethoden nur scheinbar die Ursache und in der Regel nur die Symptome behandeln. Beispielsweise sind Antibiotika zwar in der Regel in der Lage, Borrelien abzutöten. Das ändert aber nichts an der Immunstarre. Deshalb werden in so vielen Fällen bald verbliebene Borrelien wieder aktiv und der Organismus ist wieder krank wie zuvor. Auch lang anhaltende Antibiose ändert daran nichts, weil sich Borrelien in einer für Antibiotika nicht empfindlichen Form gegen die Antibiose wappnen können und sobald der Antibiotikaspiegel abfällt, wieder aktiv werden können, ganz egal wie lange die Antibiotika gegeben wurden.

In diesem Zusammenhang habe ich den Begriff der „Organischen Routine Fehlfunktion" (ORF) geschaffen. Selbst wenn Antibiotika lange gegeben wurden, wenn alle Konflikte gelöst scheinen, können noch Krankheitssymptome bleiben. Dies liegt daran, dass der Körper wirtschaftlich arbeitet und für die Wahr-

Therapie

nehmung chronischer Beschwerden annimmt, sie seien noch da, obwohl keine Ursache mehr vorhanden ist.

Das griffigste Beispiel dafür ist die „Schmerzkrankheit". Dabei antworten „Antwortstationen" im Rückenmark auf die Anfragen des Schmerz verarbeitenden Zentrums im Gehirn positiv, worauf eine Schmerzempfindung erfolgt, ganz unabhängig davon, was in dem „schmerzenden" Körperteil tatsächlich los ist. Dieser Prozess kann immer eintreten, wenn Schmerzen (und aus meiner Sicht auch andere Störungen) länger vorlagen. Dieser Prozess kann zum Beispiel auch, aber natürlich nicht nur, bei den bekannten Phantomschmerzen beteiligt sein. Zum Begriff der „Schmerzkrankheit" bieten Wikipedia und Schriften von Prof. Zieglgänsberger (auch im Internet unter den Suchbegriffen Zieglgänsberger und Schmerzkrankheit) weitere Informationen. Aus meiner Sicht und Erfahrung können aber nicht nur Schmerzen, sondern auch andere chronische Symptome weiter „laut" bleiben, wenn die zu Grunde liegenden Störungen behoben sind. Ich nenne diesen Zustand deshalb lieber ORF, weil damit dieser Zustand allgemein benannt werden kann.

Man könnte es auch noch viel einfacher formulieren: Das Gehirn reproduziert Symptome zu den bekannten Auslösern aus Routine weiter, ebenso wie es dafür sorgt, dass das Wasser im Munde zusammenläuft, wenn man an Schnitzel denkt, auch wenn gar kein Schnitzel da ist oder wie es den Blutdruck und Herzschlag erhöht, wenn man nur an eine bestimmte gefährliche Person oder Situation aus der Vergangenheit oder Gegenwart denkt, auch wenn diese Person oder diese Situation momentan gar nicht gegenwärtig sind. Ein positives Beispiel wäre etwa, dass das Gehirn Herzklopfen verursacht, obwohl der geliebte Mensch ja noch gar nicht da ist und vielleicht diesmal auch gar nicht, wie erwartet, kommt. Jeder, der ein wenig überlegt, kann eigene Beispiele dazu nennen und wird sofort das Prinzip der Organischen Routine Fehlfunktion zu verstehen beginnen.

Immunstarre und ORF sind zur Heilung der chronischen Borreliose zu überwinden. Anders ist eine Heilung nicht möglich,

Therapie

wenn die Borreliose einmal chronisch geworden ist. Wie bereits beschrieben, sind es in der Regel schier unüberwindlich erscheinende, ermüdende Konflikte, die zur „borreliotischen Immunstarre" führen. Zu ihrer Überwindung wird pro Konflikt in der Regel ein, in Ausnahmefällen mehrere Vorgespräche geführt, bei denen bewusst gemacht wird, welche neue Sicht oder Haltung durchaus für alle Beteiligten nur gute Auswirkungen hat. Vor der physikalischen Tranceinduktion wird die Stärke des gegenwärtigen Stresses beim Denken an den Konflikt erfragt (auf einer Skala von Null bis Zehn). Wenn das aus der Sicht des Patienten eindeutig feststeht, wird ein leichter Trancezustand auf physikalischem Weg mit Transfer der neuen Haltung erzeugt. Dieser Vorgang dauert einschließlich Ruhephase etwa zwölf Minuten und wird generell als angenehm und entspannend empfunden. Manchmal entstehen dabei Bilder, in denen sich die Konflikte traumhaft relativieren. Fast immer wird daraufhin beim Denken an den Konflikt unmittelbar nach der Sitzung bei Null (auf einer Skala von Null bis Zehn) angegeben. Einmal war der Wert bei Vier (von zuvor Acht bis Neun) bei einer jungen Patientin unter Einnahme von Epilepsie-Medikamenten. Beim Folgetermin nach einer Woche war der Stresswert auf Null. Unter Epilepsiemedikation arbeitet das Hirn manchmal in einigen Bereichen etwas langsamer, weil bestimmte Funktionen unterdrückt werden. Offensichtlich ging die Stress verarbeitende Funktion der Kurzhypnose aber in den darauf folgenden Tagen weiter bis zur Stressauflösung.

Zur Auflösung von ORF werden neben den Physikalisch Induzierten Kurzhypnosen die Symptomspiegelungen nach den Regeln der Puren-Homöopathie® durchgeführt. Dabei werden Arzneien gegeben, die bei Gesunden möglichst identisch ähnliche Symptome auslösen. Der Grund dafür liegt in der Homöostase begründet.

Die Homöostase ist ein biologisches Grundgesetz. Es besagt, dass ein Lebewesen gesund bleibt, solange es nach einer Störung von außen wieder in sein Gleichgewicht kommt. (Bei Kälte, Hitze, Einwirkung von Giften oder Verletzungen, psychischen

Therapie

Einwirkungen). Der Organismus versucht bei jeder Art Störung automatisch den Normalzustand wieder zu erreichen. Schafft er das nicht, dann bleibt ein Ungleichgewicht bestehen, das wir „Krankheit" nennen. Durch die Symptomspiegelung wird vorsichtig die gleiche Störung auf andere Art, nämlich durch ein Medikament „simuliert" um den Organismus dazu zu reizen, die Störung zu beheben. Das gelingt auf diese Weise besonders schnell, wenn es sich bei den Störungen um ORF handelt, bei denen die zu Grunde liegende Störung schon behoben wurde. In der Praxis erfolgen die verschiedenen Behandlungsschritte oft simultan.

Schlussbemerkung

Ich bedanke mich für das freundliche Interesse an meiner medizinischen Sichtweise und meinen Behandlungsmethoden.

Um allen Missverständnissen vorzubeugen, möchte ich darauf hinweisen, dass meine Behandlungen strikt komplementär zu verstehen sind. Sie erfolgen immer nach erfolgten oder strikt empfohlenen schulmedizinischen Abklärungen, Behandlungen und Beratungen durch Spezialisten und ich ermutige alle Patienten uneingeschränkt dazu, jederzeit diese schulmedizinischen Angebote in Anspruch zu nehmen, veranlasse dies auch sehr oft selbst mit Nachdruck. Wenn Patienten, denen zuvor auf die übliche Art nicht zu helfen war, dann durch dieses Zusammenwirken gesund werden, bitte ich allzu beflissene Hardliner einer als „allein selig machend" missverstandener Schulmedizin, mir das nicht zum Vorwurf zu machen. Da dies zwar selten, aber doch vorkommt, bitte ich die betreffenden Kollegen, dieses sinnlose Verhalten schon im Vorfeld zu unterlassen.

Therapie

Danksagung

Ich möchte ich mich an dieser Stelle bei allen schulmedizinischen Kollegen bedanken, für die wertvolle Beratung, die ich und unsere gemeinsamen Patienten oft erfahren. Ich verstehe jede Heilung als Teamerfolg aller Beteiligten: Patienten, Schulmedizin, Therapeuten, beteiligte Haus- und Fachärzte und meiner Methode.

Dr. univ. a.c.a. Gerhart Johannes Rex, Arzt für Physikalische Therapie, Homöopathie, Manuelle Medizin, Diplom Körperakupunktur
Homepage: www.rexmedizin.de

Bibliographie:
www.heidelberger-medizinakademie.de/behandlungstipps/borreliose
http://praxis-berghoff.de/wissenschaftliches.html

Hirn-Scan erkennt Therapieerfolg bei Depression

Nur zu etwa 40 Prozent erhalten Depressive die richtige Therapie. Meist vergehen mehrere Monate, bis das wirksame Mittel gefunden ist. Auch da muss noch unterschieden werden, ob Medikamente oder Psychotherapie das richtige Rezept sei. US-Mediziner glauben nun, die richtige Entscheidung mittels der Positronen-Emissions-Tomografie (PET) treffen zu können. Der Berufsverband Deutscher Nuklearmediziner (BDN) glaubt, damit die Behandlung von Menschen mit Depressionen verbessern und auch das Verständnis der Erkrankung verändern zu können.

Dazu werden Patienten schwach radioaktiv markierte Zuckermoleküle in die Vene gespritzt und deren Verteilung im Gehirn mittels PET-Scanner erfasst. Der Blick auf die Insula, ein über dem Ohr liegendes Gehirnteil, das das Gefühlsleben beeinflusst, gibt den Forschern Auskunft. Ein verminderter Glukoseverbrauch eröffnet bessere Heilungschancen mittels Verhaltens-

Therapie

therapie. Patienten mit einem gesteigerten Glucoseverbrauch sprechen in der Regel besser auf eine medikamentöse Therapie mit Antidepressiva an. Die Untersuchung sei gefahrlos, die Strahlenbelastung etwa so hoch wie bei einer Röntgenuntersuchung.

Detlef Moka, BDN-Vorsitzender, sieht die PET-Technik als hilfreich an, um die Grundlagen der Depression besser ausleuchten zu können. Vor allem könnten damit die Verzögerungen durch die Suche nach einer effektiven Therapie verkürzt werden. Dies sei sehr belastend für die Betroffenen und zudem ein Kostenfaktor. Die Frage an Moka, ob damit auch eine durch Borreliose bedingte vorübergehende Depression identifiziert werden könne, wurde nicht beantwortet. Quelle: BDN

Doch Zahnverfärbungen bei Amoxicillin

In allen einschlägigen Borreliose-Therapieempfehlungen wird für Kinder unter neun Jahren Amoxicillin als alternatives Antibiotikum genannt, immer unter der Begründung, dass Doxycyclin zu Zahnverfärbungen führe. Der Pharmahersteller Ratiopharm, einer von vielen Generikaherstellern von Amoxicillin, bestätigt nicht nur auf Anfrage, sondern auch in seinen Beipackzetteln:

Zahnverfärbungen

Zahnverfärbungen bei Kindern kann durch intensive Mundhygiene wie z. B. regelmäßiges Zähneputzen während der Behandlung vorgebeugt werden.

Zähne

Bei Kindern können Zahnverfärbungen auftreten

Forschung

Was haben Mikroorganismen mit elektromagnetischen Feldern zu tun?

Borreliose und Co. plus Elektrosmog

Bei chronischen Infektionen nicht mit einem Handy telefonieren? Reagieren Bakterien und Pilze auf Mobilfunk? Ärzte fanden heraus: Ja. Sie reagieren. Nicht, weil die Telefone selbst Keimschleudern sind (das sind sie auch), sondern wegen der Strahlung. Die elektromagnetische Strahlung lockt die Erreger, provoziert sie, unterstützt sie, macht sie aggressiver.

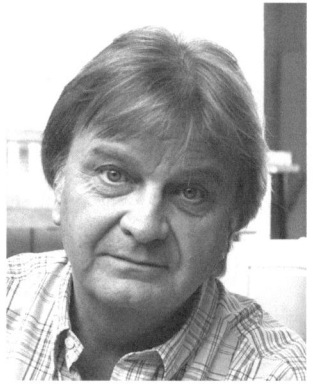

Ein Auszug aus der neuen 6. Auflage des Buches "Stress durch Strom und Strahlung" von Wolfgang Maes.

Teufelskreise

Schauen wir uns die Teufelskreise am Beispiel eines Erregers namens Borrelia an, die Bakterie, die nach Zeckenstichen zur Erkrankung der Borreliose führen kann. Es wären auch andere krankmachende Mikroorganismen - sprich Bakterien, Viren, Pilze, Parasiten - als Beispiele möglich, Tuberkuloserreger, Chlamydien, Rickettsien, Toxoplasmen, Candida und weitere Quälgeister.

Überfordertes Immunsystem

Bakterien wie Borrelien machen krank, je später sie entdeckt und behandelt werden und je schlechter die Immunabwehr, umso mehr. Die Bakterien produzieren giftige Stoffwechselprodukte, Toxine, die machen noch kränker. Solche Bakteriengifte wirken oft als Neurotoxine, sie greifen die Nerven an und schädigen sie.

Die von den Erregern freigesetzten Giftstoffe verursachen an erster Stelle die mannigfaltigen Symptome und Schmerzen, die

Forschung

große Palette an Beschwerden, weil sie das Immunsystem in Aufruhr und an seine Grenzen bringen und oft auch darüber hinaus in die Verwirrung, die Überforderung, die Überreaktion.

Blut-Hirn-Schranke – durchlässiger für Schadstoffe

Nun kommen das Handy, Smartphone, Schnurlostelefon und andere heftige Elektrosmogverursacher ins Spiel. Denn nur wenige Minuten dieser elektromagnetischen Funktelefonstrahlung führen unter anderem zu einer erhöhten Durchlässigkeit der Blut-Hirn-Schranke für mehrere Stunden.

Das heißt: Dank Funk am Ohr können nun Schadstoffe, Eiweiße, Medikamentenrückstände und andere kritische Substanzen, welche nicht ins Gehirn dürften und normalerweise von dieser schützenden Barriere zurückgehalten würden, ungehindert einströmen, eben auch Bakterien, Parasiten und deren Gifte, die jetzt auch hier im sensiblen Kopf ihr gefährliches Unwesen treiben.

Noch mehr Toxine – noch aggressiver

Nicht genug: Elektrosmog sorgt dafür, dass Borrelien noch mehr Toxine produzieren als sonst üblich, denn die Schmarotzer reagieren auf die elektromagnetischen Felder, fühlen sich von ihnen gestresst, bedroht. Und wenn sie sich gestört, angegriffen fühlen, wehren sie sich, indem sie reichlich Toxine ausschütten.

Es gibt allen Grund für die Mikroben, sich im Einfluss des Elektrosmogs sehr unwohl zu fühlen, denn ist er nur stark genug, dann killt er sogar. Mit Mikrowellen werden Bakterien, Pilze und andere Parasiten getötet, beispielsweise in der Medizin, bei der Entkeimung von Lebensmitteln oder nach Feuchteschäden in Häusern. Kein Keim überlebt eine halbe Minute im Mikrowellenherd.

Der Neurologie- und Infektions-Experte Dr. Dietrich Klinghardt: "Wenn wir Kulturen anlegen und die Keime mit und oh-

Forschung

ne Elektrosmog wachsen lassen, steigert sich die Toxinaktivität im Handyeinfluss um das 600fache!"

Nicht nur das: "Im Einfluss des elektromagnetischen Feldes sind sie noch aggressiver als ohne!"

Keime in unseren Körpern würden unentwegt Toxine erzeugen, so Klinghardt, allein um sich vor den Angriffen unseres Immunsystems zu schützen.

"Das Wachstum der Keime und die Virulenz, die Potenz ihrer Toxine erhöhen sich dramatisch im elektromagnetischen Einfluss, insbesondere vom Handyfunk und von den schnurlosen Telefonen im Haus oder am Arbeitsplatz, aber auch durch elektrische Leitungen und Geräte. Die stärkste krankmachende Wirkung haben die Felder in der Nacht durch die zusätzliche massive Störung der Melatoninproduktion mit oft katastrophalen Auswirkungen."

Weniger Melatonin: weniger Schlaf, weniger Krebsschutz, weniger Entgiftung

Stichwort Melatonin. Das Hormon, welches in der Zirbeldrüse (Pinealorgan, Epiphyse) im Zentrum des Mittelhirns gebildet wird, ist für den gesunden Schlaf zuständig, steuert den Wach-Schlaf-Rhythmus, ist ein wesentlicher Krebsschutz, fördert die Entgiftungskapazität und erfüllt noch eine Menge mehr zentraler biologischer Aufgaben.

Melatonin ist ein wichtiges natürliches Schlafmittel. Helles Tages-, Sonnen- und Kunstlicht - speziell mit hohem Blauanteil - verhindern die Produktion: Wir sind wach, konzentriert und vital. Abendlicht und Dunkelheit forcieren die Produktion, das Hormon wird ausgeschüttet: Wir werden müde und wollen schlafen, entspannen.

Elektrosmog drosselt - wie helles Licht - das Hormon und behindert somit die erholsame, wiederherstellende, entgiftende Nachtruhe und den Tiefschlaf. Schlafstörung, Schlafmangel und zu viel Gift belasten wiederum das Immunsystem und machen

Forschung

uns noch anfälliger, noch wehrloser gegen die Angriffe von pathogenen Erregern. Borrelien lieben ein angeschlagenes Immunsystem und setzen alles daran, es noch mehr anzuschlagen, das ist ihr erklärtes Ziel.

Dr. Dietrich Klinghardt: "Melatonin unterstützt die Immunarbeit, ist ein potentes Antioxidans und schützt das Gehirn vor Schäden durch Schwermetalle und andere Toxine. Es ist die wichtigste Entgiftungssubstanz für das Gehirn und die Nerven, der wesentlichste Gegenspieler zu den Umweltgiften und Toxinen von Bakterien, Viren und Pilzen. Handyfunk und andere elektromagnetische Felder verhindern, speziell nachts, dass wir genug von dem Hormon bilden. Das ist der Hauptgrund für den massiven Anstieg neurologischer Probleme."

Nachts besonders wichtig

Stichwort Nacht. Nachts sind wir besonders empfindlich und wehrlos gegenüber allen Stressfaktoren. Nachts müssen wir erholen, reparieren, was tagsüber Schaden genommen hat. Nachts ist es besonders wichtig, jede Art Elektrosmog auf ein machbares Minimum zu reduzieren. Die nächtliche Regeneration mit einem soliden Melatoninspiegel ist entscheidend für die Erregerabwehr, für immunologische Potenz, die gesamte Gesundheit.

Dr. Dietrich Klinghardt: "Nachts sind solche Felder viel schädlicher. Wenn Menschen nicht tief schlafen, regenerieren sie nicht, entgiften sie nicht, kann sich das Immunsystem nicht stärken. Jede ganzheitliche Therapie sollte mit dem Schlaf anfangen. Ein wichtiger Schritt ist die gründliche baubiologische Kontrolle des Schlafplatzes, ganz besonders bei hartnäckigen Infektionen und neurologischen Erkrankungen."

Radikale werden noch radikaler

Noch ein Aspekt: Freie Radikale, oxidativer Stress. Ständiger und heftiger Elektrosmog (ein Handy- und Schurlostelefonat oder die Heizdecke im Bett, das ist schon heftiger Elektrosmog) produziert eine Menge Freie Radikale, das sind berüchtigte, reaktive, aggressive, schädigende Sauerstoffspezies, und verursa-

Forschung

chen deshalb oxidativen Stress, das ist die hieraus resultierende Schieflage des Stoffwechsels mit fatalen Folgen bis hin zum Krebs.

Bakterien wie beispielsweise Borrelien wissen das zu schätzen, sie laufen unter solchen biologischen Schieflastbedingungen zu Hochform auf und machen sie noch schiefer. So lange diese Situation unter anderem auch dank Elektrosmog besteht, kann die beste Borreliosetherapie nicht richtig wirken, das potenteste Schmerz- und Schlafmittel nicht richtig helfen.

Prof. Franz Adlkofer in den 'Reflex'-Studien der EU: "Durch Handystrahlen werden vermehrt Freie Radikale produziert."
Prof. Paul Doyon von der Universität Kyushu in Japan: "Mikrowellen führen zu zahlreichen oxidativen Schädigungen. Sie tragen maßgeblich zur Vermehrung von Bakterien, Viren, Parasiten, Schimmel- und Hefepilzen im Organismus bei."

Die Wissenschaftler des Europäischen Parlamentes erinnern in Sachen Elektrosmog daran, dass am schadensauslösenden Mechanismus Freie Radikale beteiligt seien. Das Chaos, das Freie Radikale anrichten, wird noch chaotischer: Einerseits forcieren elektromagnetische Felder die Bildung der Radikalen, andererseits hemmen sie die Wirkung der Gegenspieler, der Radikalenfänger.

ATP aus den Zellkraftwerken

Noch nicht am Ende: ATP (Adenosintriphosphat) versorgt die Zellen und den ganzen Organismus mit lebenswichtiger Energie. Es kommt aus den Zellkraftwerken, den Mitochondrien.

Durch Handyfunk wird ATP reduziert, mit mannigfaltigen Folgen, unter anderem: Energieverlust, Erschöpfung, Nervenschmerzen und -schäden, Muskelschmerzen und -schwäche, Hirnschrankenschädigung, verminderte Melatoninsynthese, gesteigerte Entzündungsbereitschaft... Eine Mitochondropathie ist geboren, eine kritische Multisystemerkrankung.

Forschung

Mitauslöser und Nutznießer: Borrelien und andere Bakterien, Pilze und Parasiten. Sie haben leichteres Spiel, sie schädigen die schon geschädigten Nerven noch mehr und schwächen die schon schwachen Muskeln noch mehr. Sie sehen ihre Chance bei porösen Hirnschranken und zu wenig Melatonin, nutzen die vorhandene hohe Bereitschaft zur Entzündlichkeit.

Bakteriengifte und Metalle

Wichtig: Wer Borrelien beherbergt, muss ihre Gifte loswerden, entgiften, und nicht nur die, auch andere, speziell Schwermetalle. Bakteriengifte und Metalle helfen sich gegenseitig bei ihrer destruktiven Arbeit. Nur: Im Einfluss von Elektrosmog wird Entgiftung schwer bis unmöglich; denn der sorgt dafür, dass das Gift bleibt, wo es ist - im Organismus. Elektrosmog blockiert die Fähigkeit des Körpers zur Giftausscheidung.

Noch mehr: Vorhandene Schwermetalle im Körper, beispielsweise das Quecksilber in Amalgamfüllungen, werden durch den Einfluss von elektromagnetischen Feldern (Handy, Schnurloses, Elektrobett, Heizdecke, Bildschirm...) freigesetzt. Zuerst Freisetzung und dann Verhinderung der Ausscheidung.

Möglichst kühl

Am Rande: Borrelien lieben es kühl. Temperaturanstiege mögen sie gar nicht, auch nicht als Folge von Handystrahlung, das macht sie kirre, sie wehren sich, gegen die Strahlen und gegen die hiermit verbundene Erwärmung, indem sie ihre Muskeln spielen lassen und richtig giftig werden.

Unheilige Allianz

Elektrosmog drosselt Melatonin und ATP und produziert Freie Radikale. Zu wenig ATP reduziert Melatonin noch mal und macht Radikale noch radikaler. Elektrosmog öffnet die Blut-Hirn-Schranken und forciert Entzündungsreaktionen. Entzündungserreger wie Bakterien kontern mit Giften und passieren leichter die nun durchlässigere Hirn-Barriere. Elektrosmog und fehlendes Melatonin behindern die Entgiftung und rauben den

Forschung

Schlaf. Elektrosmog schädigt das Immunsystem, zu wenig Melatonin und ATP auch, Mikroben und deren Toxine auch, Schwermetalle und Radikale ebenso, ein schlechter Schlaf sowieso. Mehr als ein Teufelskreis.

Ein Borreliosekranker oder sonst wie chronisch Infizierter oder Geschädigter braucht aber eine intakte Abwehr bester Qualität, mehr als jeder andere. Man weiß mal wieder nicht, wer zuerst da war, Henne oder Ei, wer hier wem unter die Arme greift, was dem Immunsystem den Garaus macht.

Der Arzt Dr. Klinghardt: "Zentraler Teil einer Entgiftung ist jede mögliche Reduzierung elektromagnetischer Felder. Es ist wichtig, zuerst an Elektrosmog zu denken und erst dann die Infektion zu behandeln."

Öl ins Feuer

Sie wissen: Wer von einer chronischen Borreliose, anderen persistierenden Infektionen, neurologischen Erkrankungen oder Multisystemerkrankungen betroffen ist und nach wie vor mit dem Handy, Smartphone und DECT-Schnurlosen telefoniert, per WLAN ins Internet geht, sich immer noch nicht gegen diesen Mobilfunkmast dort drüben abgeschirmt hat, bei dem der Radiowecker auf der Bettablage nah hinter dem Kopf steht, ein elektrisches Heizkissen das Elektrobett wärmt, die Wohnung voll von Sparlampen strahlt, bei dem immer noch Quecksilberhaltiges Amalgam in den Zähnen lauert, der sich die Haare chemisch färbt, die Deckenbalken mit pestiziden Holzschutzmitteln streicht, mit insektiziden Sprays hinter Mücken her ist und giftige Mottenpapiere im Kleiderschrank einsetzt... Wer also auf diese Weise immer weiter Öl ins Feuer seiner Problematik gießt, der hat etwas sehr Wesentliches noch nicht verstanden, der spielt mit einem sehr heißen Eisen.

Wenn Sie statt chronisch krank erfreulicherweise chronisch gesund sein sollten, dann gilt im Prinzip dasselbe, damit Sie gar nicht erst krank werden.

Forschung

Vier Jahre bis zur Diagnose

Die 34-jährige sportlich-fitte Geschäftsfrau bemerkte vor acht Jahren im Urlaub am Kärntner Weißensee beim Duschen zwei Zecken, eine neben dem Fußknöchel und eine am Bauch. Sie entfernt die Blutsauger, wirft sie in den Abfluss, erledigt. 14 Tage später - wieder zu Hause in Düsseldorf - erste Beschwerden: bleierne Müdigkeit, Watte im Kopf, Muskelschmerzen, Nachtschweiß, Schüttelfrost, eine Grippe? An einen Zusammenhang mit den Zeckenstichen denkt sie nicht. Auch nicht, als sich an beiden Stichstellen zentimetergroße Rötungen breitmachen. Der konsultierte Hautarzt: "Eine allergische Reaktion." Die Kortisonsalbe hilft nicht.

Die Beschwerden nehmen hartnäckig zu, schubartig, einschießend, bis sie nicht mehr Joggen kann und selbst durch banale Kleinigkeiten überfordert ist, jeder Schritt weh tut, die Muskeln krampfen, die Nerven schmerzen, der Kopf foltert. Diagnosen: Burnout, CFS (chronische Müdigkeit), Fibromyalgie, Rheuma, Depression, Verdacht auf MS (Multiple Sklerose), Polyneuropathie und ALS (Amyotrophe Lateralsklerose), eine tödliche Nervenerkrankung. Sorgen über Sorgen.

Nach vier Jahren die richtige Diagnose vom achten Arzt: Borreliose im Spätstadium. In den zwei Jahren danach fünf wochenlange Antibiotikatherapien, Infusionen und Tabletten. Es ging ihr nach den Therapien zwar viel besser, aber es kamen im Laufe der Zeit immer wieder Rückschläge.

Vor gut zwei Jahren die baubiologische Untersuchung. Ihr Büro ist ihr Schlafraum und ihr Schlafraum ist ihr Büro: DECT, WLAN (beides Dauersender), Computer, Notebook (die sie nie ganz ausschaltete), überall Elektrokabel... alles in Bettnähe, und den ganzen Tag lang das Handy am Ohr.

Die sechswöchige Antibiotikatherapie nach den Elektrosmogsanierungen und dem Verzicht aufs Handy war bislang ihre letzte. In den zwei Jahren danach immer weniger Beschwerden, verbesserte Blut-, Borrelien- und Immunwerte, eine funktionieren-

Forschung

de Abwehr. Sie joggt wieder, ist klar im Kopf, hat keine Schmerzen, keine Schübe mehr. Die Diagnosen MS und ALS entpuppten sich als böser Traum. Erst das Zusammenspiel von antibiotischer Therapie und elektromagnetischer Stressreduzierung brachte den Erfolg.

Raus aus dem Rollstuhl

Noch schlimmer: der 48-jährige Lehrer aus Köln, Pflegefall dank jahrelang nicht erkannter und deshalb falsch behandelter Borreliose sowie weiteren Infektionen. Zu Hause: maximaler Elektrosmog in seinem Schlafbereich. Nach der konsequenten baubiologischen Sanierung: Er konnte wieder raus aus dem Rollstuhl, wenigstens das.

20 Jahre Leid

Einen 55-jährigen Journalisten aus Solingen erwischte es beim Wandern in Italien: Zeckenstiche, das vor 25 Jahren. Seitdem Probleme, Zusammenbrüche, neurologische Ausfälle, Schmerzen, Zuckungen, Schwindel. Von Arzt zu Arzt, von Klinik zu Klinik. Zig Diagnosen, keine stimmte. Zig Therapien, keine erfolgreich. Nach zwei leidvollen Jahrzehnten vor fünf Jahren endlich der Treffer: Borreliose.

Nach einem Jahr Dauerantibiotika: 60 Prozent Verbesserung der Probleme. Vor vier Jahren die Reduzierung des Elektrosmogs in seinem privaten und beruflichen Alltag: 80 Prozent Verbesserung, kompletter Wegfall mehrerer neurologischer Beschwerden, bis heute. Mit den 20 Prozent kann man leben, wenn's sein muss.

Zeckenstich im Garten

Ähnlich der Fall in Königswinter: Zeckenstich im Garten eines 28-jährigen Biologen. Vier Wochen danach Herzattacken, Hautjucken, Gelenkschmerzen, nur noch müde, Konzentrationsschwäche. Der Arzt fand die Borreliose schnell, alle Blutwerte auffällig. Vier Wochen Antibiotika und danach eine Reihe naturheilkundlicher Maßnahmen ließen seine Beschwerden ver-

Forschung

schwinden. Aber im Laufe der Jahre kamen sie in Schüben wieder, nie so schlimm wie anfangs, aber schlimm genug, bis zur Arbeitsunfähigkeit.

Die konsequente Sanierung aller Elektrosmogquellen im Schlafbereich und die Einschränkung aller Funktechniken waren das Tüpfelchen auf dem i. Seitdem ist er fast beschwerdefrei und stets arbeitsfähig, seit vier Jahren.

Untermieter nicht unterstützen

So dürfte es neben den elektromagnetischen Feldbelastungen eine Palette von Wechselwirkungen geben, die das Leben der krankmachenden Untermieter unterstützen: Ernährung, Übersäuerung, Umweltgifte, Schwermetalle...

Borrelien lieben ein saures Milieu. Deshalb: Nahrung und Getränke bevorzugen, die basisch verstoffwechselt werden. Borrelien hassen Sauerstoff. Deshalb: Sauerstoff atmen, Sauerstofftherapien. Borrelien gehen auf ihrem destruktiven Weg gerne Hand in Hand mit Schwermetallen. Deshalb toxische Schwermetalle vermeiden, ausleiten, Amalgam beseitigen, entgiften. Borrelien brauchen ein geschundenes Immunsystem, tricksen es gerne aus, verwirren es. Deshalb alles tun (und lassen), um dem Immunsystem zu helfen. Sie wissen: Borrelien hassen Hitze. Deshalb viel heiß baden, Infrarotsauna, Hyperthermie. Sie wissen auch: Borrelien reagieren ungut auf Elektrosmog.

Ganz kurz – aus baubiologischer Sicht

Bei hartnäckigen, persistierenden Infektionen, neurologischen oder immunologischen Erkrankungen: kein Handy, kein DECT, kein WLAN, so wenig Elektrosmogbelastung wie eben möglich, speziell im Schlafbereich, ganz wenig Chemie und Schadstoffe, ganz wenig Bakterien und Pilze.

© Wolfgang Maes www.maes.de

Literatur: Stress durch Strom und Strahlung, Wolfgang Maes, 6. Auflage 2013, ISBN 078-3-9235-3126-4

Forschung

Alzheimer und Infektion

Ein internationales Forscherteam (unter anderem Markus Tolnay vom Institut für Pathologie, Uni Basel) stieß auf Parallelen bei Alzheimer und verwandten Demenzformen zu Prionenerkrankungen. Als Prion werden Proteine bezeichnet, die als organische Gifte wirken. Eine infektiöse Übertragung der Alzheimerkrankheit sei laut dieser Forscher „sehr unwahrscheinlich", bezüglich der Krankheitsentstehung und Ausbreiten böten sich jedoch Parallelen zu Prionenerkrankungen wie Creutzfeld-Jakob-Krankheit an. Es könnte sehr wohl möglich sein, dass mehr Ähnlichkeiten bestehen könnten, als bisher angenommen.

Chronische Schmerzpatienten mangelhaft versorgt

Rund elf Millionen Menschen in Deutschland haben chronische Schmerzen - und viele von ihnen werden nicht optimal versorgt. Nur zwei Prozent der Betroffenen sind bei Ärzten in Behandlung, die auf Schmerztherapie spezialisiert sind, berichtete die Deutsche Gesellschaft für Neurochirurgie in Düsseldorf.

Jeder fünfte Patient leide seit mehr als 20 Jahren. Vor allem Kopfschmerzen, aber auch Gelenk- und Rückenschmerzen sowie Nerven- oder Narbenschmerzen seien weit verbreitet. Eine richtige Therapie mit dem Einsatz mehrerer Bausteine wie Medikamente, Krankengymnastik, Psychotherapie oder Schmerzbewältigungstraining könne vielen unnötiges Leiden ersparen.

Ein noch recht neues operatives Verfahren - Implantation von Elektroden - könne bei sonst austherapierten Patienten helfen. Etwa bei schwerer chronischer Migräne, sagte Volker Tronnier, Direktor der neurochirurgischen Klinik an der Uni Lübeck. Bevor solche Maßnahmen erwogen werden, müsse aber alles andere ausgeschöpft sein, betonte Tronnier.

Gut die Hälfte der Patienten erhält derzeit Schmerzmittel und Massagen, ein Drittel Wärmebehandlungen oder auch Schlammpackungen, erläuterte die Düsseldorfer Schmerztherapeutin Susanne Stehr-Zirngibl. Das allein helfe aber oft noch nicht weiter. Der Patient müsse auch aktiviert werden - mit

Forschung

Gymnastik oder auch speziellen Entspannungsmethoden. Antidepressiva und Psychotherapie könnten ebenfalls in manchen Fällen helfen. (Quelle: Austria Presse Agentur eG))

Silber als Verstärker von Antibiotika

Bostoner Wissenschaftler vom Wyss- Institut analysierten den Wirkmechanismus von Silber in Verbindung mit Antibiotika. Schon Hippokrates habe das wertvolle Metall zur Wundheilung eingesetzt. Silber in Verbindung mit Antibiotika verstärke die Abtötung von Keimen, besonders gram-negativen, zu denen auch Borrelien gehören. Sie bringen auch sogenannte Persister-Erreger in Bedrängnis, die den Angriff anderer Antibiotika überstanden haben. Silber erleichtere auch das Eindringen der Antibiotika in Biofilme, die den Angriff von Antibiotika häufig überstehen. Toxikologische Studien ergaben, dass die eingesetzten Silbermengen Tieren nicht schaden; für den Menschen muss das noch geprüft werden. Quelle: aerzteblatt.de

Zecken überqueren den Main nur selten

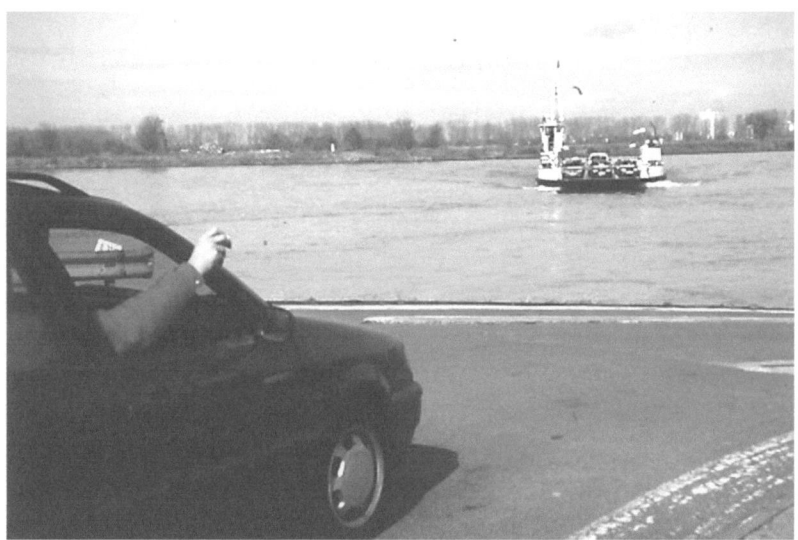

Ob das tröstet? Wissenschaftler am Klinikum der Goethe-Universität Frankfurt am Main sammelten 12.497 Zecken in

Forschung

neun Regionen des Rhein-Main-Gebiets und untersuchten sie auf Borrelien. Dabei wurde offensichtlich, dass Zecken südlich des Mains deutlich häufiger mit Borrelien belastet waren, als die nördlich des Mains. Insgesamt wurden in 9,5 Prozent der Zecken Borrelien, in 0,08 Prozent auch FSME-Viren identifiziert. Mit 81,3 Prozent wurde die Borrelien-Spezies Borrelia afzelii nachgewiesen, jene, die bevorzugt Hautentzündungen auslöst.

Der Schnellleser mag nun denken, dass der Main eine Barriere auch für ganz Deutschland sein könnte. Irrtum. Die Dünen aller Nordseeinseln sind verzeckt, wie auch die Dünen in den Niederlanden die größte Zeckendichte unseres Nachbarlandes darstellen. Insofern darf dieses Frankfurter Studienergebnis nur als kleiner Ausschnitt der Rhein-Main-Region gesehen werden. Besucher von Public-Viewing-Veranstaltungen am Main sollten daraus jedoch Schlüsse ziehen, von welchem Ufer aus sie künftig Freilicht-Events am Main genießen wollen. Das berühmte Frankfurter Museumsufer liegt jedenfalls am Südufer. Und ab und zu reist eine Zecke sicher auch auf einem Hund, der mit Herrchen und Frauchen die Fähre benutzt.

Nocebo - die dunkle Seite der Einbildungskraft

Placebo (ich werde gefallen) ist der Effekt, wenn Menschen durch die Kraft ihrer Einbildung an die Wirksamkeit eines Medikaments glauben und dadurch Linderung erfahren, selbst wenn sie nur Kalkpillen eingenommen haben. Aber auch umgekehrt wirkt die menschliche Einbildungskraft. Das vermeintliche Wissen um eine schädliche Auswirkung eines Medikaments kann unerwünschte Beschwerden und Begleiterscheinungen erzeugen. Das nennt man dann Nocebo, der böse Bruder des Placebos.

Das ethische Dilemma erweist sich bei Medikamentenstudien. Einerseits sind die Studienleiter verpflichtet, auch die Placebo-Gruppe über Nebenwirkungen aufzuklären, andererseits initiieren sie eine negative Erwartungshaltung, die auch eintreffen kann, obwohl kein Wirkstoff im Spiel war. Viele Faktoren begünstigen die Entstehung von Nocebo-Effekten. Deshalb disku-

Forschung

tierte eine Expertengruppe, ob man Patienten zum eigenen Nutzen unerwünschte Wirkungen von Therapien nicht besser verschweigen sollte. Nach gültiger Rechtsprechung ist das nicht erlaubt.

Konsens fanden die Wissenschaftler verschiedener Disziplinen im Wert der offenen Kommunikation. Der Patient müsse auch bei derlei Studien und trotz Bewusstsein von unangenehmen Nebenwirkungen informiert sein, sich aber „aufgehoben" fühlen. Dies wäre der Fall, wenn er zu überzeugen sei, dass auch unerwünschte Nebenwirkungen beherrschbar seien. Anders, als dass man ihm nur mitteilt, wie viele Prozent der Studienteilnehmer gewisse Nebenwirkungen erfahren, sollte auch vermittelt werden, wie viele Prozent keine Nebenwirkungen erleiden. Quelle: aerzteblatt.de

Das große Problem besteht nach wie vor darin, dass Ärzte nicht lernen, wie man mit Patienten kommuniziert. Aus Angst, etwas Beängstigendes zu sagen, sagen sie lieber nichts. Schlimmstenfalls stolpert der Patient in eine Falle seiner eigenen Vorstellung und Einbildungskraft. Und da holt ihn niemand wieder heraus. Die Herausgeber.

Wenig Vertrauen in Meta-Analysen

Meta-Analysen, Zusammenfassungen von vielen Analysen, sind nach der Meinung des Wissenschafts-Netzwerks Cochrane verzerrt und nicht als objektiv anzusehen. Sind die Studien von Herstellern gesponsert, werden bis zu 24 Prozent häufiger positive Wirkungen gefunden; die Angaben zu Nebenwirkungen fallen zu 87 Prozent häufiger positiv aus. Industriegesponserte Studien enthalten häufiger günstigere Schlussfolgerungen. Geht es um Medikamente, die mit denen von Mitbewerbern verglichen werden, fällt das eigene Produkt 4,64-fach häufiger besser aus. Daraus geht hervor, dass Meta-Analysen Ergebnisse nicht stichhaltiger darstellen, weil sich die Schräglagen einzelner Studien auch auf die Qualität von Meta-Analysen übertragen. Dies sind keine neuen Erkenntnisse, sondern umfassen einen Zeitraum von 1948 bis 2010.

Forschung

In den letzten Jahren wurden einige Anstrengungen unternommen, die Transparenz von Studien zu verbessern. Dazu müssen die Sponsoren genannt werden. Auch in Leitlinien sollen Autoren ihre Interessenkonflikte darlegen, was zum Beispiel der Leitlinie „Neuroborreliose" verheimlicht wird. Einer der Autoren produziert Borrelien-Antikörpertests.

Cochrane ist ein internationales Netzwerk von Wissenschaftlern und Ärzten, das sich an den Grundsätzen der evidenz (wissenschaftliche Beweise)-basierten Medizin orientiert. Das zentrale Ziel ist die Verbesserung der wissenschaftlichen Grundlagen für Entscheidungen im Gesundheitssystem. Dieses Ziel wird vor allem durch die Erstellung, Aktualisierung und Verbreitung systematischer Übersichtsarbeiten von Therapien eingesetzt. Quelle: aerzteblatt.de

Entzündungen aufspüren

Borreliosepatienten und deren Ärzte kennen das Phänomen von Entzündungen, die sich nicht im Labor beweisen lassen. Von Wissenschaftlern um Jan Maarten van Dijl, Universität Groningen, Niederlande, kommt nun ein interessanter Diagnostik-Ansatz, der bei Mäusen funktioniert. Die Mäuse waren mit verschiedenen Arten von Bakterien infiziert. An das Antibiotikum Vancomycin wurde ein fluoreszierender Farbstoff gekoppelt und auf die Suche nach den Erregern geschickt. Tatsächlich zeigten sich erste Farbsignale schon nach einigen Stunden. Quelle: univadis

MS-Register als diagnostische Chance?

Nicht wenig Borreliose-Patienten landen am Anfang ihrer Diagnose bei Multiple Sklerose (MS). Erst das Nichtwirken der medikamentösen Therapie lässt an der Diagnose zweifeln; doch das kann Monate und Jahre dauern. Derzeit wird vom Krankheitsbezogenen Kompetenznetz Multiple Sklerose (KKNMS) ein Immuntherapie-Register für MS-Patienten aufgebaut. In dem EGIMS genannten Register wollen die Neurologen der Uni Münster Häufigkeit, Art, Charakteristika und Effekte von Ne-

Forschung

benwirkungen bei der Behandlung von Patienten mit MS sammeln. Im Rahmen der Studie dokumentieren die Ärzte alle sechs Monate den Krankheitsverlauf, die Medikation und auftretende Nebenwirkungen. Auch die Sicht der Patienten wird mittels eines Fragebogens zur Lebensqualität und Therapiezufriedenheit einbezogen. Leiter von REGIMS ist Klaus Berger, zugleich Direktor des Instituts für Epidemiologie und Sozialmedizin der Westf. Wilhelms-Universität Münster. Quelle: aerzteblatt.de

Zecken-Fresser

Edward Kabay, Lehrer für Naturwissenschaften an der East Chapel High School, Minneapolis, USA, hielt in diesem Oktober einen bemerkenswerten Vortrag über seine Entdeckung als Student.

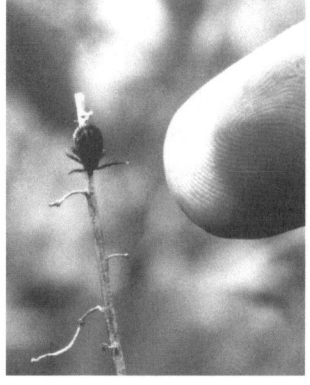

Hochgiftige nordamerikanische Wald-Klapperschlangen fressen Zecken, hochgerechnet 2500 bis 4500 pro Jahr. Diese in ihrem Bestand bedrohte Spezies wird jedoch das Zeckenproblem weder in den USA noch woanders lösen können. Diese Entdeckung gibt nun allerdings eine winzige Antwort auf die Frage: Wozu sind Zecken eigentlich nützlich?

Arzt und Patient

Mietmäuler

„Pharmaunternehmen setzen Meinungsbildner nicht nur ein, um Werbung für ihre Pillen zu machen, sondern auch, um Krankheiten zu vermarkten, die es oft gar nicht gibt", spätestens dieser Satz in einem längeren Artikel des Spiegel im Juni 2011 ließ unsere Alarmglocken heftig bimmeln. Zu ahnen war es ja schon lange. Schon alleine die unzähligen Bündnisse und Kongresse angeblich gegen Depression. Noch nie ist es gelungen, Funktionäre dieser Disziplin zu einer Stellungnahme zu bewegen, wie sie wohl infektiös bedingte Depressionen von seelischen Auslösern loskoppeln wollten. Sie wollen es nicht. Sie werden schließlich dafür bezahlt, dass sie nicht nur Meinungen multiplizieren, sondern Diagnosen in den Umlauf bringen, an denen viele verdienen: Ärzte von der Kassenärztlichen Vereinigung (KV), KVen von den Krankenkassen, Krankenkassen vom Bund durch den Risiko-Struktur-Ausgleich. Aus diesem Topf werden 80 jährlich neu festgelegte Erkrankungen besonders honoriert. Neben Multiple Sklerose gehört auch die Depression in diesen Topf der Super-Verdien-Krankheiten. Vor einigen Jahren schrieb deshalb eine Gesetzliche Krankenkasse ihre Vertragsärzte an, ob sie nicht ihre Diagnosen überdenken wollten.

Depression ist so eine ideale Diagnose. Sie passt – außer bei Beinbruch - zu allen Befindlichkeiten; aber wer weiß? Was in Gutachten manchmal hergeleitet wird, übertrifft die Fantasie um ein Vielfaches. Billiger für den Arzt ist es, ein paar Pillen gegen Depression zu verschreiben und die Verantwortung an einem Seelenklempner zu delegieren. Die wollen ja auch leben. So lieben es die Pharmahersteller. Die Krankenkasse zahlen und holen sich den Nachschlag vom Bund. Das lohnt sich anscheinend mehr, als eine Borreliose zu behandeln.

Es ist seit Jahren offensichtlich, dass Hersteller von Antidepressiva wild entschlossen sind, das Schluckpotenzial für ihre Pillen so weit wir möglich auszudehnen. Aber geben sich unsere Ärzte dafür her? Sie geben, so der Spiegel, die meisten kämen aus der Nervenheilkunde, also Neurologen. Von 37 Leitern der Kliniken

Arzt und Patient

für Psychiatrie an deutschen Unikliniken hätten mindestens 35 auf ihrem Berufsweg finanzielle Zuwendungen von Pharmaunternehmen angenommen, so Spiegel. Matthias Riepe zum Beispiel, Mitverfasser der Leitlinie Demenz, empfiehlt in jener Leitlinie ausgerechnet eine umstrittenes Alzheimer-Mittel, für dessen Hersteller er gegen Geld Vorträge gehalten habe. Als Interessenkonflikt gibt er das nicht an.

Hans-Christoph Diener, Direktor der Klinik für Neurologie des Uniklinikums Essen, ist zugleich Mitherausgeber der Leitlinien für Diagnostik und Therapie in der Neurologie, dazu gehört auch jene Leitlinie Neuroborreliose, die in Gutachten eingesetzt wird, um Patienten um ihre Ansprüche an Versicherungen zu bringen. An keiner Stelle wird ein Interessenskonflikt zugegeben. Laut Spiegel habe Diener allein 2010 von 28 verschiedenen Pharmaherstellern und „anderen Unternehmen" rund 95.000 Euro bezahlt bekommen. Spiegel gegenüber betonte er, dass das Geld eigentlich sekundär sei. Ist es alte Kumpanei? Diener hat in Freiburg promoviert, von wo aus Sebastian Rauer, Verfasser jener Leitlinie, gegen die Deutsche Borreliose-Gesellschaft und gegen die Patientenorganisation hetzt. Freilich gehörte Diener auch zur Jury für die Vergabe des Journalistenpreises an den Hünerfeld-Film. Woher dieser Schandlohn kam, will man gar nicht wissen.

Die Arbeitsgemeinschaft der Wissenschaftlichen Medizinischen Fachgesellschaften (AWMF), oberste Instanz für Leitlinien, empfiehlt ihren Leitlinien-Autoren, Zuwendungen aus der Industrie prinzipiell offen zu legen. Eine Pflicht gibt es jedoch nicht. Weder unter den Leitlinien für Kutane Manifestationen der Lyme-Borreliose noch unter der für Neuroborreliose befindet sich ein Vermerk, welcher der Autoren finanzielle Vorteile für seine Meinung einstrich. Nutznießer dieser Leitlinien sind die wohlhabenden Unfallversicherungen.

Das nächste Kapitel dazu schrieb das Oberlandesgericht München, das den AWMF-Leitlinien oberste Priorität einräumt. Siehe Kapitel Rechtsprechung auf Seite 99.

Spiegel hat gut recherchiert. Schade, dass sich die Redaktion noch immer nicht für den Sumpf interessiert, in dem Ärzteschaft, Unfallversicherungen, Berufsgenossenschaften, Pharmaindustrie und dazu gewissenlose Gesundheitspolitiker versuchen, die Bedürfnisse von Borreliosepatienten zu ertränken, solange sich damit kein Geld verdienen lässt.

Patientenschutz – Patientensicherheit

Vor wem müssen denn die Patienten nun wirklich geschützt werden?
Eine kritische Bestandsaufnahme von Günther Binnewies

Patientenschutz dürfte so viel heißen wie Schutz des Patienten vor dem Arzt, der Pharmaindustrie, dem Gesundheitsmarkt – das heißt Eindämmen von Willkür. Wer hätte wie Sicherheit gewährleisten können? Sicherheit kann nicht geleistet werden, solange keine Fehlerkultur existiert.

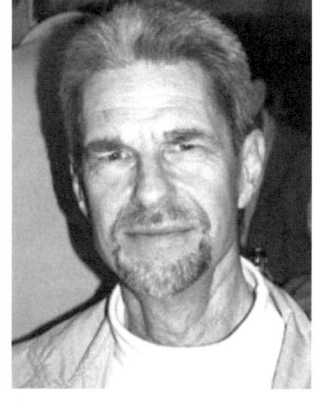

Die Komplexität der Medizin verdichtet sich zum Lebensende hin. Tritt ein lebensbedrohlicher Zustand ein, kann die Medizin unter gewissen Umständen Leben verlängern. Das wird allgemein befürwortet. Die Umstände sind im Wesentlichen die rechtzeitige Erbringung der richtigen Behandlung. Im Notfall weiß man aber eventuell gar nicht, wann der Zustand eingetreten ist. 40 Prozent der Notfälle werden gar nicht bemerkt. Die Folge ist: Der Mensch wird tot aufgefunden.

Wird der Notfall bemerkt, ist die verstrichene Zeit seit Beginn des Eintritts von absoluter Bedeutung für den Erfolg von Notmaßnahmen. Ist der Zeitpunkt bekannt, dürfen keine 20 Minuten verstreichen. Setzt die Behandlung später ein, ist das folgende „Leben" ein Pflegefall.

Arzt und Patient

> **Experimentelle zerebrale Ischämie / Herz-Kreislaufstillstand und Reperfusion**
>
> Jedes Jahr werden im Gebiet der Europäischen Union etwa 300.000 Menschen aufgrund eines prähospitalen Herz-Kreislaufstillstands kardiopulmonal reanimiert. Bei 50 Prozent kann ein spontaner Kreislauf wiederhergestellt werden, aber nur zehn Prozent werden lebend aus dem Krankenhaus entlassen." http://www.klinikum.uni-heidelberg.de/AG-Experimentelle-zerebrale-Ischaemie-Herz-Kreislaufstillstand-und-Reperfusion.109191.0.html

Prüft man die Zahlen, kommen andere Ergebnisse heraus: vier Prozent. Von 100 Fällen – bei Berücksichtigung aller Umstände – kommen also weniger als sieben Betroffene (zwei Prozent) mit einem so genannten „1a-Leben" davon. Hier soll nicht gegen Notmaßnahmen Stellung genommen werden. Jedoch muss sich heute, angesichts des Betreuungsrechts, jeder Gedanken darüber machen, wie er es denn in einem entsprechenden Fall halten möchte. Hier wäre mehr Informations-Schutz gefragt!

Lebens-Verlängerung – Gibt es das eigentlich?

Schicksalhaft gibt es ein immer noch „vorgegebenes" Ende, das unter Umständen eine Variations-Breite hat. Medizinisch lässt sich sicher „einiges" machen. Aber ist das in allen Punkten „förderlich"?

Wovon hängt das ab? Bestimmt das der Arzt? Wie weit spielt die eigene Einstellung eine Rolle? Der Gesundheitsmarkt insistiert: Alles, was Geld bringt wird gemacht! Die Macht von Medizin und Psychologie gebiert ihre eigenen Gesetze. Markt-Geschäfte sind nur möglich mit Krankheiten. Dafür wird geschwiegen, verharmlost, gelogen.

„Gesundheit ist der Ruin des Arztes. Der Patient muss in der Schwebe gehalten werden." Zitat einer Karikatur aus einer Ärztezeitschrift! Die Karikatur wird heute Wirklichkeit. „Medizinethik: Ethik, aber ohne Moral."

http://www.aerzteblatt.de/archiv/45141/Medizinethik-Ethik-aber-ohne-Moral?src=search

Nach Ursachen fragt niemand, „komplizierte Namen tun es auch" – im Schein verhaftet – zu symptomatischer Behandlung mit unausgesprochenen Langzeitfolgen – Korruption am Volkskörper?

Patientenrecht

Das Patientenrechtegesetz (PatRG) ist – seit über 40 Jahren in Diskussion – am 1. März 2013 in Kraft getreten. Es sollte einmal Patientenschutzgesetz lauten. Worin liegt da der Unterschied?

Der Patient ist offensichtlich nicht mehr schutzbedürftig. Da keine Sicherheit gewährt werden kann, muss er nun sein Recht selbst einfordern und einklagen.

Aus Unvermögen wird nun dem Patienten die Eigenverantwortung (nach §1 Sozialgesetzbuch V) zugeschoben – zur Entlastung der Verantwortung des Arztes präjudiziert. Dieser Begriffswechsel, vom Patientenschutz zum Patientenrecht ist in unserem heutigen Gesundheitsmarkt von überaus entscheidender Bedeutung, für jeden einzelnen. Hierin spiegelt sich die Macht von Medizin und Psychologie, indem die Folgen unausgesprochen im Raum stehen (bleiben) – Versicherte und Patienten werden über gewisse Einzelheiten nicht informiert. Deshalb wird auch die Aufklärung im PatRG so stark herausgestellt. Ob sie in knapper Zeit besser erfolgt als in der Vergangenheit?

Die Asymmetrie zwischen Arzt und Patient soll aufrecht erhalten bleiben: „Bilde Dir meine Meinung!" – informed consent. Von Partizipativer Entscheidungsfindung (PEF) (shared dicision making, SDM) ist allerdings keine Rede mehr.

Wenn es nicht schon eine Patienten-Universität gäbe, müsste man sie einrichten. Der Patientenberatung kommt deshalb in

Arzt und Patient

Zukunft eine immens hohe Bedeutung zu. Leider kommt sie meist schon zu spät:

- Der Patient hat aus überkommenen Vertrauen versäumt, den Arzt auf Dinge aufmerksam zu machen, die in der Anamnese wichtig sind: Reise-, Herkunftsanamnese, Beobachtungen über (länger) zurückliegende Zeckenstiche, usw. (Ärzte denken an diese meist nicht).
- Die Diagnostik wurde eventuell unzureichend durchgeführt, die Co-Infektionen außer Acht gelassen oder die Liquorentnahme ist nach veralteten Kriterien falsch bewertet worden.
- Die Therapie (bei Lyme-Borreliose zu spät erkannt, zu spät begonnen) ist, weil das Spätstadium eingetreten, erschwert.

Diagnosen und Therapien gezielt planen, statt Fehler korrigieren.

Verschweigen in der Aufklärung ist ein (Behandlungs-)Fehler. Das muss sich heute auch ein Patient selbst zurechnen lassen, wenn er Wesentliches nicht beachtet. Ist es doch ein gegenseitiges Vertrauen, das in naher Zukunft weiterhin verspielt zu werden droht.

So sei aus einer großen Anzahl, beginnend mit dem hippokratischen Eid, zahllosen Gelöbnissen und Deklarationen, beispielhaft auf die Charta der ärztlichen Berufsethik verwiesen, die in Deutschland mehrheitlich unbeachtet blieb.

Ärzte und Psychologen stehen heute in einem widersprüchlichen Berufsverständnis, welches ihnen meist gar nicht bewusst ist, dafür sorgen schon überbordende Bürokratie, ungeliebte Vorgaben der Selbstverwaltungsorgane der Ärzte (SVO). Letzten Endes wird das „System" – eine Wachstumsbranche – nur noch zelebriert und inszeniert. Die SVO hatten es in der Hand, die Kosten effektiv, effizient und wirtschaftlich einzusetzen – die Versorgung sicherzustellen (gesetzlicher Sicherstellungsauftrag) Wozu ist denn Selbstverwaltung hilfreich, wenn man inhaltlich dazu nicht in der Lage ist? Die Politik hat „nur" die rechtliche Aufsicht.

Arzt und Patient

Aus dem Positionspapier „Wettbewerb, Sicherstellung, Honorierung" der SPD-nahen Friedrich-Ebert-Stiftung: … „Das deutsche Gesundheitswesen weist drei zentrale Schwachstellen auf, die eine Reform der Versorgung erforderlich machen", analysierte Eckhard Fiedler von der Universität Köln. … Drittens existiere kein funktionierendes Wettbewerbskonzept. Die Selbstverwaltung sei bisher nicht in der Lage gewesen, die aktuellen Versorgungsdisparitäten zu lösen. „Wir wollen nicht die Kassenärztlichen Vereinigungen abschaffen", erklärte Franz Knieps … „Das deutsche Gesundheitssystem ist zu stark auf Ärzte fixiert", meinte Knieps. … "
Quelle: http://www.aerzteblatt.de/nachrichten/54259 4.2013:

Dafür mussten sich die Selbsthilfe und dann die Patientenorganisationen etablieren, um auf die vielen Defizite aufmerksam zu machen. Ein gemeinsames Solidaritäts-System verliert immer mehr an Schnittstellen. Gesetzlich existiert der Solidaritäts-Gedanke jeweils abgegrenzt in der Krankenversicherungs-Wirtschaft beziehungsweise unter den Behandlern. Die Behandler (Ärzte und Heilpraktiker) arbeiten oft gegeneinander.

Die Versicherten aber, heute auch vermehrt Ärzte, lassen sich das verschobene Gedankengut nicht mehr gefallen. Sie weichen vermehrt aus – sie gehen zum Heilpraktiker oder Geistheiler. Ärzte wenden sich zunehmend der Homöopathie oder auch der Geistheilung beziehungsweise dem Schamanismus zu.

Die Philosophie von Medizin und Psychologie mit ihrem Mensch-Maschine-Modell beziehungsweise dem Psychischen Apparat ist nicht mehr Sinn-tragend. Die sogenannten Fortschritte der Medizin führen nur zu einer höheren Zahl chronisch kranker Menschen. Auswüchse zeigen sich in Menschenverachtung und Korruption – eben ein Gesundheitsmarkt. Die Kassenärztliche Vereinigung: „sorgt dafür, dass der Fortschritt dort ankommt, wo er hin soll: beim Patienten." … Sie: „verteidigt die Güte der ambulanten Versorgung wirksam gegen andersartige Interessen." (Flyer der KVBW). Die heutige Sprache ist oft zwiespältig – im Aktienbereich wird von einer „Gewinnwarnung" gesprochen, ein Beispiel von vielen. Man kann also „Fortschritt" und „Güte" sozusagen auch als Drohung auffassen – so etwas wie eine „Lohnveredelung"

Versicherten und Patienten sei geraten, nicht alles, was der Krankheits-„Markt" hergibt, als bare Münze zu nehmen! Medienbeispiele bezüglich Medizin haben es deutlich gezeigt, wozu das „System" in der Lage ist – Macht zu entfalten – gegen Geld „Gutes zu tun".

Die Eigenverantwortung des Einzelnen erhielt „über Nacht" eine überaus tragende Bedeutung im Markt: Nehmen Sie die wahr – ja Sie!

Online-Fortbildung über Borreliose

Warum lügt Tobias Rupprecht?

Ärzte können ihrer Fortbildungspflicht auch am heimischen Computer nachkommen. Einer der Anbieter ist univadis, ein Serviceangebot des Pharmaunternehmens MSD, Abkürzung von Merck & Co., Sharp & Dohme mit Forschungsschwerpunkten auf Hepatitis C und „Infektionen". Das Update Zecken und Borreliose im Mai 2013 hörte sich vielversprechend an, wenngleich der Referent Schlimmes ahnen ließ: PD Dr.med. Tobias Rupprecht, Facharzt für Neurologie, Amper-Kliniken, Dachau. Der Zieh-Sohn von Prof. Walter Pfister, München, machte

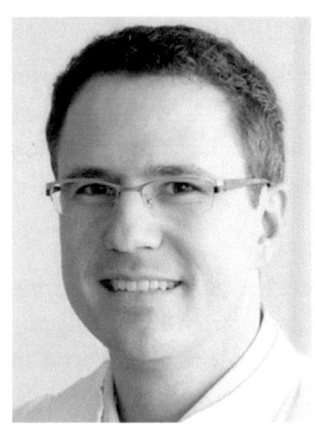

schon vor einigen Jahren Furore mit dem angeblichen Marker CXCL13, mit dem er eine Neuroborreliose diagnostizieren könne. Der BFBD erhält immer wieder niederschmetternde Berichte von Patienten, die in den Amper-Kliniken als psychisch krank weggeschickt wurden; sogar eine Mitarbeiterin dieser Abteilung klagte uns ihr Leid.

Tatsächlich fanden sich 80 Fortbildungswillige um 19 Uhr ein, um sich

Arzt und Patient

am Monitor „updaten" zu lassen. Für langjährige Leser von Borreliose Wissen gab es nichts Neues zu erfahren, außer dem erschreckenden Bewusstsein, dass nahezu alle Eingeloggten bis zum Ende der einstündigen Belehrung online blieben, um Dinge vorgetragen zu bekommen, die schon längst feste Substanz im Wissen informierter Patienten sind. Zum Beispiel, dass:

- es zu Herz- und Gelenkbeschwerden kommen kann, wenn eine Borreliose nicht früh behandelt werde
- in der Phase der Wanderröte in 50 Prozent der Fälle keine Antikörper gegen Borrelien aufzufinden seien
- Antikörper nicht mit der antibiotischen Therapie korrelieren
- die Wanderröte auch unbehandelt verschwinden könne
- es knifflige Fälle gebe, wo Diagnostik und Therapie versage
- es auch eine Neuroborreliose ohne Antikörper im Serum gebe
- es bei der angeblich seltenen Neuroborreliose vermutlich eine hohe Dunkelziffer gebe
- Antikörper keine akute Infektion beweisen würden

Dass die üblichen Antikörpertests (Elisas und Blots) nicht standardisiert seien, musste dem Referenten erst mittels Chat-Frage herausgelockt werden. Fragen nach dem LTT, nach der realistischen Trefferquote von Liquoranalysen überging er vollends. Stattdessen erzeugte er Panik mit verlängerten Antibiotika-Therapien, weil man damit Todesfälle provoziere.

Vermutlich käme man bei Doxycyclin schon mit zehn oder sieben Tagen Therapie aus. Die Fragen nach der Universal-Dosis von 200 mg Doxycyclin bei unterschiedlichen Körpergewichten und nach Co-Infektionen ignorierte er ebenfalls.

Unverständlich jedoch ist, dass Rupprecht behauptete, „eine Selbsthilfegruppe" habe den Patientenbeauftragten Wolfgang Zöller quasi in eine Falle gelockt, ihn falsch informiert, damit er den schon fast historischen Satz „Die Lyme-Borreliose zählt zu

Arzt und Patient

den am meisten unterschätzten und verharmlosten Krankheiten Deutschland" nicht nur in die Fernsehkameras, sondern auch auf der Homepage der Bundesregierung manifestiert habe. Ruppert behauptete, dass dieses Zitat sofort wieder von der Homepage verschwunden sei. Falsch. Es ist bei Redaktionsschluss, also nach drei Jahren noch, abrufbar. www.bundesregierung.de/Content/DE/Artikel/2010/08/201.

Die meisten der Online-Teilnehmer bedankten sich überschwänglich für einen Vortrag, den mit Abstrichen jeder Selbsthilfegruppen-Leiter hätte halten können. Über so viel Unkenntnis möchte man die Hände über den Kopf zusammenschlagen. Bedauerlicherweise kann man diese Nichtwisser nicht identifizieren, weil sich alle Teilnehmer hinter einem Synonym verstecken dürfen. Beruhigend dabei ist nur, dass die Zertifizierungspunkte nicht umsonst vergeben werden. Teilnehmer müssen 15 Euro bezahlen, um an die Prüffragen zu kommen. Und: „Das Bestehen der Lernerfolgskontrolle ist mit der Gebühr nicht garantiert."

Ärztenetze für Borreliose?

Eine Vision zeigt Konturen

Bereits seit 1997 konnten sich Ärztenetze als Vertragspartner für Krankenkassen etablieren um in ihrer Region neue Wege zur Patientenversorgung zu gehen. Seit 1. Mai 2013 gibt es nun eine einheitliche Definition für ein Ärztenetz und passende Rahmenbedingungen. Deren Einhaltung ist notwendig, um das Honorarvolumen transparent zu machen. Der Rahmenvorgabe zu Folge muss ein anerkanntes Praxisnetz aus 20 bis 100 vertragsärztlichen und psychotherapeutischen Praxen bestehen, in denen neben hausärztlich tätigen Ärzten mindestens zwei weitere Fachgruppen vertreten sind. Das Netz muss zudem bereits drei Jahre bestehen und mit mindestens einem nicht-ärztlichen Leistungserbringer – zum Beispiel eine Selbsthilfegruppe - oder mit einem stationären Leistungserbringer (Krankenhaus) kooperieren.

Arzt und Patient

Ein Praxisnetz ist eine losere Kooperationsform von Ärzten als eine Praxisgemeinschaft. Hierbei schließen sich Ärzte beziehungsweise Praxen zusammen, um in bestimmten Bereichen zusammenzuarbeiten und sich gemeinsam zu organisieren. Beispiele hierfür sind gemeinschaftliche Praxis-EDV oder aufeinander abgestimmte Behandlungskonzepte. Sie bleiben dabei aber eigenständig. Quelle: Kassenärztliche Bundesvereinigung (KBV).

Verschiedene Kassenärztliche Vereinigungen beschlossen, derartige Praxisnetze zu fördern. Schleswig Holstein stellte 100.000 Euro mit der Bedingung, dass ein Netz konkrete Versorgungsziele definiere. Wie wäre es mit Borreliose? Auch Niedersachsen fasste einen Beschluss und spendierte dafür bis Ende 2016 eine Million Euro. Quelle: aerzteblatt.de

Warme Luft aus Hessen

Auch das Hessische Sozialministerium verbreitete im März 2013 einen Richtlinien-Entwurf zur Förderung Regionaler Gesundheitsnetze mit dem Ziel der „differenzierten Gesundheitsversorgung". Vielversprechend, aber seitens der bisherigen Erfahrungen mit diesem Ministerium unglaubwürdig (Landtagswahl im September 2013), erscheint die Vorstellung „neuer, modellhafter, sektorenübergreifender Versorgungsformen", in die nicht nur Patienten und Ärzte, sondern auch Apotheken und regionale Selbsthilfegruppen eingebunden sein sollten. Abgabefrist für Anträge: 30.Juli 2013. Danach war zu erfahren, dass dies doch nur warme Luft gewesen sei. Der Richtlinien-Entwurf war noch gar nicht umgesetzt. Und es gab notgedrungen auch keinerlei Anträge. Ein Possenstück zum Wählerfangen.

Für Borreliose existiert seit einigen Jahren ein Qualitätszirkel in Nordhessen. Der beispielgebenden Präsentation folgten jedoch keine Nachahmer. Gerade Borreliose, die auf Grund ihres multiorganischen Befalls eine Vielzahl von Fakultäten beschäftigt, wäre der Idealfall für Praxisnetze. Die Praxisnetze, die bereits überall im Bundesgebiet existieren, konzentrieren sich – ausgenommen Diabetes und Depression – nicht auf eine bestimmte Indikation, sondern auf örtliche Standorte. Ein Borreliose-

Arzt und Patient

Praxisnetz mit Hausarzt, Internisten, Infektiologen, Neurologen, Kardiologen, HNO- und Augenarzt, Orthopäden, Rheumatologen und einem Psychologen…es wäre auch zu schön gewesen. Der „Laden" würde richtig brummen.

Wie bewerte ich meinen Arzt?

Der BFBD bereitet eine Fragenbogen-Aktion vor, mit dem Borreliose-Patienten die Qualität ihres Arztes bewerten können. Es geht dabei um:

- Fachkompetenz: Besitzt er Kenntnisse über Borreliose.
- Erarbeitet er eine gründliche Anamnese?
- Verstehe ich, was er meint und mit mir vorhat?
- Geht er auf mich ein und nimmt meine Sorgen ernst?
- Ist er aufmerksam? Hört er mir zu und macht sich Notizen?
- Händigt er mir auf Nachfrage Befunde aus?
- Kann er über Risiken und Chancen der Behandlung aufklären?
- Setzt er mich mit IGeL-Leistungen und Untersuchungen unter Druck?
- Nimmt er Rücksicht auf meine finanziellen Ressourcen?

Patientengeschichten

Mehr als 20 Jahre Borreliose

Von Rita Breßler

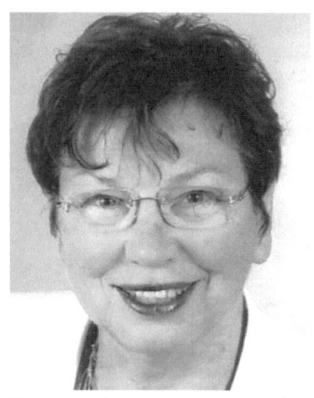

Eigentlich waren die Voraussetzungen für meine Gesundheit recht gut. Doch im Sommer 1988, ich war 57 Jahre alt, kam dann die Wende. Nach einer Wanderung durch den Pfälzer Wald bemerkte ich einen Stich am Bein. Ein immer größer werdender Hof um den Stich und Unwohlsein veranlassten mich, zu einer Hautärztin zu gehen. Auf meine Frage, was wohl die Ursache für diese Entzündung sei, antwortete sie: „Sie hat wohl eine giftige Spinne gestochen!". Als die Rötung verschwunden war, war auch der Stich vergessen.

Meine ungut ausgegangene Krankengeschichte lässt sich mit meinem Terminkalender und an Hand von Arztberichten rückblickend nachvollziehen:

Seit diesem Stich-Ereignis war ich ständig krank: Entzündung im Knie, Gelenk- und Muskelschmerzen, Nebenhöhlenentzündungen. Die Schneidezähne hatten sich gelockert und konnten nicht mehr gerettet werden. Implantate wurden eingepflanzt und mussten wieder entfernt werden. Blutdruckschwankungen. Sehprobleme. Nackensteife. Schlimme Kieferschmerzen. Dauerkopfschmerz rechtsseitig. Öfter Stürze und Darmbeschwerden ließen mich nicht zur Ruhe kommen. Mit Verdacht auf Herzinfarkt wurde ich 1998 als Notfall ins Klinikum Worms eingeliefert. Nichts. Kein Befund.

Die Kopfprobleme wurden immer schlimmer. Ein HNO-Arzt veranlasste 2002 eine Magnetresonanztomografie (MRT) vom Kopf. Hier wurden die ersten Anzeichen einer Borreliose festgestellt. Die Laboruntersuchungen meines damaligen Hausarztes,

Patientengeschichten

ein Internist, blieben weiter negativ. Keine Diagnose. Er schickte mich zum Neurologen. Der verordnete mir Pfefferminzöl. Keiner wollte oder konnte mir helfen. Im Buchhandel kaufte ich mir ein Buch über Borreliose und informierte mich. Alle meine Symptome passten zu Borreliose. Einen Lymphozyten-Transformations-Test (LTT) lehnte mein Hausarzt ab. Enttäuscht und verhöhnt suchte ich einen neuen Hausarzt. Der willigte ein und dieser Test bewies aktivierte Borrelien. Ich suchte auch einen neuen Neurologen; der wies mich auf mein Bitten und Betteln in eine Klinik mit angeblicher Borreliose-Erfahrung in Kaiserslautern ein. Ich reiste an mit dem LTT-Bericht, einer Liste meiner bisherigen Symptome und der bisherigen Krankengeschichte mit ausdrücklichem Hinweis auf die Wanderröte. Jedoch eine dort durchgeführte Liquor-Untersuchung ergab „keine Borreliose". Der Neurologe, der mich eingewiesen hatte, wollte mich danach nicht mehr sehen. Er könne nichts mehr für mich tun.

Eines Tages ging nichts mehr. Ich war am Ende und völlig verzweifelt und saß weinend beim Hausarzt. Der wies mich ins DRK-Schmerz-Zentrum Mainz ein. Man verabreichte mir Entspannungsübungen, Eisabreibungen am Kopf und vieles mehr. In dieser Klinik aber traf ich eine Borreliose-Betroffene. Sie gab mir die Adresse von den selbstbetroffenen Ärzten Prof. Hartmann und Dr. Müller-Marienburg in Ansbach.

Im Juli 2006 erwischte mich der bisher stärkste Schub. Ich erlitt Krämpfe überall – auch im Kopf. Ich dachte, ich bekomme keine Luft im Kopf und muss ersticken. Alleine laufen konnte ich nicht mehr, die Beine versagten. Schwindel am laufenden Band. Mein Mann fuhr mich nach Ansbach in die Borreliose-Sprechstunde. Nach 1 ½ Stunden Untersuchung und Gesprächen war die Diagnose klar: Chronische Borreliose.

Prof. Hartmann und Dr. Müller-Marienburg halfen mir sehr, diese schwere Infektionskrankheit mit Therapien zu lindern und ertragen zu können. Ich konnte mich telefonisch immer an sie wenden; denn der Weg nach Ansbach war weit.

Patientengeschichten

Im April 2008 gründet Rita Breßler zusammen mit einer jungen Frau den Borreliose-Selbsthilfetreff Worms. Im Frühjahr 2009 halten Prof. Hartmann und Dr. Müller-Marienburg Vorträge über Borreliose in Worms. Es kommen fast 200 Menschen auch aus der weiteren Umgebung. Sie trifft den Rheinland-Pfälzischen Landtagsabgeordneten Adolf Kessel, CDU, und sensibilisiert ihn für die Probleme der Borreliose-Patienten, vor allem, dass sie von Pontius zu Pilatus laufen müssen, um ernst genommen zu werden. Sie nimmt Kontakt mit Trägern der KITAS auf und vermittelt, dass das Borreliose-Kinderheft in den KITAs verteilt wird.

2009 reist sie im November 2009 zum Aktivenrat und zum Beraterseminar des Borreliose und FSME Bundes Deutschland (BFBD) und beteiligt sich wortgewandt an den Optimierungs-Diskussionen und Workshops. Alle Anwesenden sind angetan von dieser energischen Frau, die sich für Betroffene stark macht. Danach wird sie bei Veranstaltungen nicht mehr gesehen. Es geht ihr wieder schlechter.

Im Juli 2010 kam eine Entzündung am rechten Fuß und am Unterschenkel hinzu, außerdem erhöhte Temperatur. Blutsenkung erhöht. Es folgten Entzündungen und Schwellungen an den Armen und Nervenschmerzen. Starker Haarausfall. Das rechte Bein lahmte. Viele Fachärzte untersuchten mich und fanden keine Diagnose, außer über eine Elektromyografie (EMG) in Ludwigshafen eine Polyneuropathie. Dr. Müller-Marienburg diagnostizierte eine beginnende Acrodermatitis chronica atrophicans ACA, eine großflächige, durch Borrelien initiierte Entzündung der Haut.

Im Frühjahr 2011 kommt das Fernsehen zu ihr und sie wird für die Landesschau interviewt. Noch im August 2011 schreibt sie an den BFBD: „Viele kleine Leute an vielen kleinen Orten, die viele kleine Schritte tun, können das Gesicht der Welt verändern", Afrikanische Weisheit.

Im Januar 2012 verstarb plötzlich mein Mann. Danach wurde alles noch viel schlimmer. Im April kam ich als Notfall mit Luftnot und Sprachschwierigkeiten ins Klinikum Worms. Verdacht auf Schlaganfall. Der Verdacht bestätigte sich nicht, sondern stattdessen habe ich „Kaliummangel". Große Müdigkeit und Er-

Patientengeschichten

schöpfung stellten sich ein. Ich hatte mehr als 20 Kilogramm abgenommen. Ich fühlte mich schwach und benötigte für alles Hilfe.

Im Laufe dieses Jahres war ich stationär in fünf Krankenhäusern. Vier davon verließ ich ohne Diagnose. Im fünften, dem Klinikum Ludwigshafen, stelle Oberarzt Dr. Wolf die Diagnose Amyothrophe Lateralsklerose (ALS), eine degenerative Erkrankung des motorischen Nervensystems. Weil es mir immer schlechter ging hatten mir Dr. Müller-Marienburg und Dr. Hopf-Seidel empfohlen, mich um eine Therapeutische Apherese (Blutwäsche) zu bemühen. Meine Kinder fuhren mich mit einer Betreuerin in die Inus Medical Center Tagesklinik nach Cham. Dort wurde an zwei Tagen die Apherese durchgeführt und viele Untersuchungen gemacht.

Diagnosen:

- Borreliose mit einem ALS-ähnlichen Bild mit Bulbärparalyse (verwaschene Sprache/ oder Sprachverlust) und auslösend und unterhaltend
- CIDP (Chronische inflammatorische demyelinisierende Polyneuropathie, eine sehr selten auftretende entzündliche Erkrankung der peripheren Nerven, die sich durch eine allmählich zunehmende Schwäche in den Beinen und mitunter auch Armen bemerkbar macht.
- Störungen im Fremdstoffwechsel
- Störungen im Neurotransmitterhaushalt, das klinische Bild unterhaltend.

Den Antrag auf weitere Apheresen lehnte die AOK ab.
Anmerkung: Rita beschrieb leider nicht, ob sie Besserung durch die Apherese erfuhr.

Wegen meiner großen Kraftlosigkeit und zur Förderung der Beatmung war ich vom 29.Januar bis 5. Februar 2013 in der Thoraxklinik Heidelberg. Nach dem Willen der Ärzte, hätte ich länger bleiben sollen, aber ich wollte nach Hause. Ich konnte es nicht mehr aushalten. Den Einsatz einer Trachealkanüle (Kanüle, die durch eine operativ angelegte Halsöffnung in die Luftröh-

Patientengeschichten

re eingeführt wird) habe ich abgelehnt, auch die Anlage einer PEG-Sonde (künstliche Ernährung). Drei Masken mit Geräten sollen mir zuhause helfen, dass es mir besser geht.

Letzte Aufzeichnungen:

Dadurch, dass sich Schleim in der Luftröhre verfestigt und nicht mehr selbständig abgehustet werden kann, verstärken sich meine Atemprobleme. Die Hustenmaschine hilft nur noch vereinzelt. In der Akutsituation muss der Notarzt gerufen werden. Dr. Kusche spricht sich für den Versuch aus, den Schleim abzusaugen. Dazu weist er mich in die Intensivstation des Klinikums Worms ein. Dort erfahre ich Linderung durch NaCl-Infusionen (Kochsalzlösung), die den Schleim lösen. Von einer Absaugung wird daher Abstand genommen.

Seit dem 21. Februar verwende ich zum Befeuchten der Atemluft zusätzlich Ultraschallvernebler. Mit wenigen Ausnahmen liege ich auch tagsüber im Bett und werde betreut von meinem Sohn Gregor, meiner langjährigen Haushaltshilfe Ludmilla Scherer sowie Natalia und Olga.

Medizinisch bin ich versorgt durch die palliativmedizinische Ambulanz Worms (Dr. Burkhard und Sr. Ruth Neuß) und erhalte Beistand durch die Hospizhilfe Worms. Ich nehme nachts Tavor und gegen Schmerzen Novalgin. Demnächst erhalte ich ein Pflegebett. Der medizinische Dienst kommt am 28. Februar, um Pflegestufe 3 zu prüfen.

Abschied

Ich möchte nun zuhause sterben, nachdem ich alles versucht habe, um weiter zu leben.

Kein Arzt hat mich je auf einen wirklichen Borreliose-Spezialisten hingewiesen.

Es ist tragisch, dass Borreliose-Betroffene diesen Marathon von Arzt zu Arzt durchlaufen müssen. Viele Untersuchungen, Einweisungen in Krankenhäuser und auch Operationen könnten vermieden werden. Auch in unserem Gesundheitswesen könnte viel Geld gespart werden.

In meinem Fall:
- 14 Jahre nur Symptombehandlung ohne Hinweis auf die Ursache
- 4 Jahre Ablehnung/ Ignoranz der Hinweise auf Borreliose
- 5 Jahre Ursachenbehandlung durch Prof. Hartmann und Dr. Müller-Marienburg mit großem Erfolg.

Niedergeschrieben am 23. Februar 2013.
Rita Breßler verstarb am 21. April 2013 und hinterließ Ute Fischer diese Aufzeichnungen zur Veröffentlichung.

Mit Borreliose ist man der letzte Mensch

Sahra Khodia war zwölf Jahre alt, als sie ihre Mutter und ihre beiden Geschwister durch eine Bombe verlor, sie war 13, als die Taliban ihren Vater erschossen. Zu Fuß macht sie sich 1999 mit ihrer Großmutter von Afghanistan nach Deutschland auf. Neun

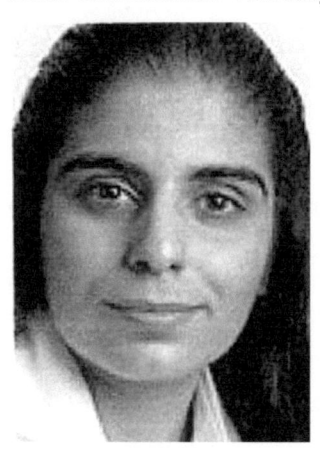

Monate ziehen sie durch Pakistan, Kasachstan, Russland, durch die Ukraine bis nach Tschechien. Ab Prag wird die alte Dame mit dem Auto nach Deutschland zu Verwandten gebracht. Sahra läuft weiter, bis sie von der Polizei an der deutschen Grenze aufgegriffen wird. Sie kommt in ein Auffanglager, läuft wieder weg und sucht den Weg nach Essen, wo ein Onkel lebt und auch die Oma inzwischen angekommen ist. In Essen wird sie sehr krank – Osteomalzie, eine schwere Knochenerkrankung mit Schmerzen beim Gehen und in der Ruhe, hervorgerufen durch Vitamin D-Mangel und Sonnenentzug. Sahra war auf der Flucht Monate lang nur nachts gelaufen, hatte kein Sonnenlicht gesehen. Die Behandlung löscht die Symptome aus.

Patientengeschichten

Sahra arbeitet Tag und Nacht, um Deutsch zu lernen. Wegen ihres Fleißes wird sie von Mitschülern als Streberin und Schleimerin gemobbt. Mit exzellentem Zeugnis erwirbt sie die Fachoberschulreife mit Qualifikation für die gymnasiale Oberstufe. Sie hätte Abitur machen können, entscheidet sich aber zunächst für eine Ausbildung. Weil sie bis dahin nur „geduldet" ist, sucht sie sich auf eigene Faust einen Ausbildungsplatz als Arzthelferin. Danach lernt sie als zweiten Beruf den der Kinderkrankenschwester. 2004 gewinnt sie für ihre außergewöhnlichen Leistungen, ihre Mehrsprachigkeit und interkulturelle Kompetenzen den 2. Preis beim Wettbewerb Chance in NRW. Ehrung durch die damalige Sozialministerin Birgit Fischer. Sie wird als „Essens Beste" ausgezeichnet.

Sahra engagiert sich ehrenamtlich im Beruflichen Qualifizierungs-Netzwerk für Migrantinnen und Migranten. In ihrer Freizeit hält sie Vorträge in Schulen und Jugendhäuser, vor Jugendlichen und Eltern, um Entmutigte zu motivieren, weiterzulernen. Ihre eigene Vision: Kinderärztin werden. Sie will einmal dorthin gehen, wo die Menschen arm sind und sie richtig helfen kann. Soweit so „nicht" gut.

Seit 2005 schlägt sie sich mit Beschwerden im Kopf- und Nackenbereich, mit Sehstörungen herum. Selbst Antidepressiva helfen nicht. Hinzu kommen ein Tremor in den Händen, Nasennebenhöhenentzündung, Gesichtsschmerz, extreme Geräuschempfindlichkeit, Augenmuskelschmerzen, Einblutung im Gaumen. Sie soll ins Krankenhaus, verzichtet aber, weil in zwei Wochen Examensprüfung ist.

Neue Diagnose: Erschöpfungssyndrom. August 2009. Die Haare fallen ihr aus. Schwellungen in der Leistengegend werden als Bartolinische Drüsenschwellung sogar operiert; unnötig, wie sich später herausstellte. Es folgen Lähmungen im rechten Unterschenkel und immer wieder Fieber. Sie erhält Schmerzmittel, beißt die Zähne zusammen und arbeitet weiter.

Patientengeschichten

Oktober 2010. Nach einer Grippeschutzimpfung lernt sie, wie sie später ahnt, das Vollbild einer Lyme-Borreliose kennen. Sie leidet und arbeitet weiter.

Aus Sahras Krankenbericht: Trotz aller dieser Beschwerden war ich weder privat in meiner Lebensqualität noch beruflich beeinträchtigt. Ich habe seit 2003 bis 2011 ohne Fehlzeiten im Krankenhaus zwei Ausbildungen absolviert und später als Krankenschwester sehr gern gearbeitet.

Januar 2011: Nach einer professionellen Zahnreinigung beim Zahnarzt überfällt sie in der Nacht wie vom Blitz getroffen starker Ganzkörperschmerz mit lebensbedrohlicher Intensität. Der Notarzt denkt an Bilddarmentzündung und liefert sie ins Krankenhaus ein. Die Diagnose bestätigt sich nicht, angeblich habe sie einen Bandscheibenvorfall. Sahra lässt sich gesundschreiben und kehrt an ihren Arbeitsplatz zurück. Nach zwei Wochen kann sie vor Schmerzen nicht mehr gehen. Lähmungserscheinungen in Gesicht, Schmerzen in Händen und Füßen, in Bauch und Oberschenkel treten stundenweise auf und verschwinden.

Im Februar dann Verdacht auf Multiple Sklerose. Trotz positiver Borrelien-Serologie erfolgt vom Hausarzt keine antibiotische Behandlung, erst einen Monat später. In der Uniklinik Essen heißt es nun angeblich Neuroborreliose, aber nur Behandlung mit zwei Wochen Doxycyclin. Dese Diagnose wird wieder zurück genommen, weil das Doxycyclin keine Besserung bringt.

Nächste Diagnose ohne körperliche Untersuchung: Fibromyalgie; danach Verdacht auf Malaria und eine Therapie mit MMS (Natriumchlorid, ein Desinfektionsmittel für Wasser, das in seiner medizinischen Wirkweise umstritten ist). Sahra wehrt sich vergeblich. Danach ist sie vier Tage mit Brechreiz todkrank ans Bett fesselt. Einen Nutzen bringt diese Behandlung nicht. Die Beschwerden hören nicht mehr auf. Sie sind rechtsbetont im Nacken, im Kopf- und Schulterbereich, in den Augen, in Muskeln, Bändern und Nerven. Das ganze Menschlein ein einziger Schmerz.

Patientengeschichten

Im Juni 2011 erste Vorstellung bei einem Neurologen, der als Borreliose-Experte bekannt ist. Er bestätigt die Borreliose und zusätzlich Co-Infektionen mit Chlamydien, Yersinien, Herpes Zoster, Coxackie, Candida. Der Hausarzt will jedoch die empfohlenen Medikamente nicht verordnen, schreibt aber eine Einweisung ins St. Josef Krankenhaus Moers. Ihr wird versprochen, dass die Borreliose mit Antibiotika behandelt werde. Aber es bleibt bei dem Versprechen, weil sich mehrere Ärzte nicht einig über die Diagnose werden. Sahra wird unbehandelt entlassen.

Erneute Vorstellung beim Borreliose-Experten (Privatarzt). Auch die neue Therapie-Empfehlung wird von Hausarzt ignoriert. Er schickt sie zum Neurologen. Dieser meint, ein Internist wäre besser. Der Internist schickt sie zum Neurologen. Von keinem der beiden erfolgt eine Diagnose oder Therapie. Mai 2012: Die Klinik Rechts der Isar, München, bestätigt die vergebliche Malaria-Behandlung mit MMS als Ursache für eine Hämolyse (Auflösung von roten Blutkörperchen).

Erneute Vorstellung bei einem zweiten Borreliose-Experten (Privatarzt). Diagnose: chronische Neuroborreliose, chronische Lyme-Borreliose mit Co-Infektionen. Therapieempfehlung: Ceftriaxon, Minocyclin, Quensyl, Mutaflor, Omniflora, Eunova. Aber Sahra findet keinen niedergelassenen Arzt, der sich mit dieser Diagnose beschäftigen und sie auch behandeln will. Ein neuer Hausarzt packt auch noch eine Schwermetallbelastung mit Kupfer hinzu. Er macht eine Ausleitung und endlich eine Antibiose, die die Beschwerden verringern. Vorübergehend.

Als sich 2013 die Borreliose-Selbsthilfegruppen Kaarst und Essen beim Borreliose und FSME-Bund Deutschland (BFBD) melden und um Hilfe bitten, ist Sahra bereits in ein tiefes Loch gerutscht. Lange hatte sie die Zähne zusammen gebissen und trotz Schmerzen weiter gearbeitet. Sie waren immer da: beim Gehen, im Gesicht, im Kopf, in Muskeln und Augen, Lähmungen und vieles mehr – eigentlich das Vollbild einer Borreliose. Die Ursache kann heute nur noch geahnt werden. Auf der

Patientengeschichten

Flucht versteckte sich Sahra in der Ukraine und in Tschechien mehrmals ohne Zelt im Wald.

Der BFBD schreibt an alle Gesundheitsausschuss-Mitglieder in NRW. Keine Reaktion. Selbst die Medien, die Khodja 2004 und 2006 in den Himmel schrieben, reagieren nicht. Lediglich die Staatskanzlei antwortet bestürzt und glaubt an eine Lösung bei der Patientenberatung der Kassenärztlichen Vereinigung Nordrhein (KVNO). Der dort beratende Neurologe kann erst gar nicht glauben, dass es so schwer sei, einen Kassenarzt für Borreliose zu finden. Er wolle sich kümmern. Nichts kommt dabei heraus, außer dass er Khodja telefonisch regelrecht abkanzelt, auch wenn er sich danach entschuldigt. Rein aus der Ferne schließt er eine Neuroborreliose aus, weil dies einige neurologischen Kliniken an Hand des Liquors zuvor getan hätten.

Heute ist Sahra 28 Jahre alt. Sie leidet schwer unter der nicht behandelten Neuroborreliose mit Co-Infektionen und hinzu gekommenen Autoimmunerkrankungen, die keiner mehr voneinander unterscheiden kann. Was so erfolgreich für ihr junges Leben begann, wandelte sich zu einer schweren Krise. Und das in dem Bundesland, für das sie einst ein politisches Vorzeigeobjekt war. NRW. Sie hat bewiesen, dass sie sich selbstlos für Menschen einbringt. Und wurde und wird trotzdem zurück und hin- und hergestoßen, als sie selbst Hilfe braucht.

Trotz allem hat sie die Hoffnung nicht aufgegeben, durch eine erfolgreiche Therapie wieder Lebensqualität zu erlangen und in ihrem Traumberuf als Kinderkrankenschwester arbeiten zu können.

Wer Sahra helfen will, als Arzt oder finanziell, um ihr erfolgversprechende Therapien zu ermöglichen, die die AOK trotzdem nicht bezahlt, der wende sich bitte an die Herausgeber dieses Buches.

Gesundheitspolitik

Monitor UPD-Patientenberatung

14.500 beschweren sich über Arzt und Krankenkasse

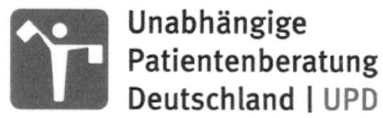

In dem erstmals veröffentlichten Jahresbericht der Unabhängigen Patientenberatung (UPD) spiegeln sich die Nöte und Versorgungsmängel der Deutschen wider, die auch für den Schwerpunkt Borreliose kennzeichnend sind. Jedoch macht es sich die UPD leicht und verweist Ratsuchende wegen Borreliose an den BFBD weiter. Vermutlich ist das gut so. Angebote des BFBD, die UPD-Berater für Borreliose zu sensibilisieren, wurden immer ignoriert. Im Gegenteil. Es existiert dort ein Papier, wonach Borreliose noch immer über den Liquorbefund definiert werden solle.

In den rund 75.000 Beratungsgesprächen sei es mehr als 10.000 Mal um Patientenrechte gegangen. Bei 6.781 Gesprächen sei der Verdacht auf Behandlungsfehler geäußert worden. Bei 2.184 Beratungskontakten sei das Vorliegen einer psychischen Erkrankung dokumentiert worden. Psychische Erkrankungen gehörten angeblich zu den häufigsten Diagnosen im Beratungsgespräch.

Im Fokus der Beratungen stünden Themen zum Krankengeld und zur ambulanten psychotherapeutischen Behandlung. Bei 4.761 Beratungsgesprächen sei es um verweigertes Krankengeld gegangen und die Möglichkeiten, es doch noch erlangen zu können. Das Original-Papier der UPD findet sich im Internet unter www.upd.de.

Hier ein paar Schlaglichter, die auch in der Beratung der BFBD-Hotline täglich Niederschlag finden:

- Patienten wollen, dass der Arzt sich bei Falsch- und Nichtbehandlung entschuldigt.

- Patienten wenden sich aus der Not heraus an Krankenhäuser und nehmen auch eine stationäre Versorgung auf sich, um die dringend ersehnte Hilfe zu erhalten.

Gesundheitspolitik

(Dies ist bei Borreliose und Kassenpatienten eine Sackgasse, die meist auf der Neurologie oder in der Psychiatrie endet).

- 2011 betrug die durchschnittliche Wartezeit auf ein erstes Gespräch bei einem Psychotherapeuten 12,5 Wochen, in Regionen wie Westfalen-Lippe 15,9 Wochen und mehr. Hinzu kommt eine Wartezeit zwischen Erstgespräch und Beginn der Behandlung.

- Bei insgesamt 4.761 Beratungsgesprächen oder 6,3 Prozent aller Kontakte ging es um das Thema Krankengeld, insbesondere um die Anspruchsvoraussetzungen und Erfolgsaussichten bei der Durchsetzung der Ansprüche.

- Ratsuchende berichten über wahrgenommene Schikanen von Krankenkassen-Fallmanagern, über Anrufe zu Hause: „Wie ist der Stand bei Ihnen? Wie lange dauert es noch? Was machen Sie gerade? Welche Medikamente nehmen Sie? Wann waren Sie beim Arzt?"

- Auch vermuten die UPD-Berater, dass bei chronischen bzw. psychischen Erkrankungen ein besonders großer Druck auf die Patientinnen und Patienten ausgeübt werde.

- In insgesamt 4.900 Fällen dokumentiert UPD einen Engpass bei der ärztlichen Versorgung. Am häufigsten sei die Problemlage „Unberechtigte Ablehnung durch Leistungserbringer" erfasst worden. Insbesondere wurde dies im Zusammenhang mit der Gewährung oder Nicht-Gewährung notwendiger Behandlungen durch niedergelassene Ärzte dokumentiert. Die Dokumentation erstrecke sich auch hier auf eine Vielzahl von Leistungen. Nennenswert sei eine Konzentration im Bereich der Versorgung von Betroffenen mit Heilmitteln durch niedergelassene Ärzte, die nach Einschätzung der UPD-Berater unberechtigt durch den Leistungserbringer abgelehnt wurden.

Gesundheitspolitik

- Nur etwa 10.000 Kontakte kamen zustande zum Thema Prophylaxe, Diagnostik und Therapie.
- Etwa 1.100 Ratsuchende beschwerten sich über Individuelle Gesundheitsleistungen (IGeL). Dazu empfahl der Beauftragte der Bundesregierung für die Belange der Patientinnen und Patienten, Wolfgang Zöller, „die Ärzteschaft sollte auf die schwarzen Schafe, die es nach wie vor gebe, achten und alles unternehmen, dass es keine Ausrutscher mehr gebe."

UPD besteht aus den drei Gesellschaftern Sozialverband VdK, Verbraucherberatung Bundesverband sowie dem Verbund der unabhängigen Patientenberatung. Ihr Jahres-Etat beträgt derzeit 5,4 Millionen Euro.

Torschluss-Panik

Am 20. September, also zwei Tage vor der Bundestagswahl, schickte Noch-Gesundheitsminister Daniel Bahr, FDP, diverse Briefe an Funktionäre des BFBD, in denen er die Arbeit der Borreliose-Selbsthilfe – erstmals seit seiner Amtseinführung – wertschätzte und versprach, auch „weiterhin für Anregungen und einen sachlichen Dialog zur Verfügung stehen zu wollen." 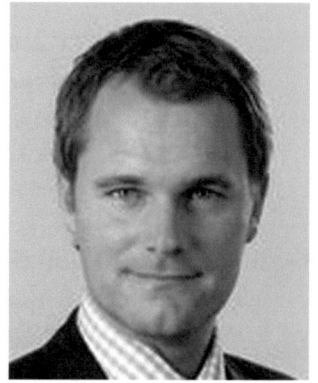 Die Wahrheit ist, dass er zu seiner Zeit zu keinerlei Dialog zur Verfügung stand, dass er jedes Jahr einen pauschalen Rundbrief an alle Organisationen innerhalb des Gesundheitsressorts schickte, in dem er das Deutsche Gesundheitssystem als das beste auf der Welt lobpreiste. Eine sachliche Auseinandersetzung zu Themen fand nie statt; die Fachabteilungen speisten Borreliose-Patienten mit Pauschalitäten aus dem Robert-Koch-Institut ab. Dieser letzte Hilferuf der FDP war einfach nur grottenpeinlich.

Gesundheitspolitik

USA korrigiert Borreliose-Zahlen

Jahre lang behauptete die CDC (Oberste US-Gesundheitsbehörde), dass es in den USA nicht mehr als 30.000 Borreliose-Neuinfektionen gebe. Epidemiologie-Chef Paul Mead räumte im Sommer 2013 ein, dass man mit wenigstens dem Zehnfachen an Borreliose-Fällen zu rechnen habe, also 300.000. Plötzlich (endlich) wird Borreliose zum dringenden Gesundheitsproblem. Zumindest in den USA. Auch die Schweiz korrigierte 2011 ihre Vorstellungen um das Drei- bis Vierfache auf rund 12.000 Fälle pro Jahr. Hingegen in Deutschland arbeiten die Gesundheitspolitiker (Hauptinstrument Robert Koch-Institut) daran, die Zahlen so niedrig wie möglich zuhalten; leider nur mit dem Mund und nicht mit Taten.

Niedersachsen – was für ein Beispiel

Ein Durchbruch kündigte sich an. 2005. Der niedersächsische Landtag saß am 18. Mai zu seiner 61. Sitzung zusammen. Tagesordnungspunkt 11 lautete: Bekämpfung und Behandlung der durch Zecken übertragenen Erkrankung. Abschließende Beratung. Gesprächsführung: Dr. Ursula von der Leyen, Ministerin für Soziales, Frauen, Familie und Gesundheit. Angekündigt war eine „einzige abschließende Beratung". Unter Beifall der CDU und der FDP trug die Abgeordnete Angelika Jahns, CDU, vor, dass auf Veranlassung von Selbsthilfegruppen die Tragweite der Borreliose im Land thematisiert worden sei, was zu einer Fachtagung geführt habe. Unruhe wurde protokolliert bei dem Satz: „Wir müssen uns als Land Niedersachsen mit dieser Krankheit beschäftigen; denn letztlich ist der volkswirtschaftliche Schaden, der durch diese Krankheit entsteht, enorm. Die Behandlungsverläufe und die Spätfolgen verursachen dermaßen hohe Kosten, dass auch die Krankenkassen ein Interesse daran haben müssen, dass eine Verbesserung der Diagnose sowie der Behandlungsmethoden erreicht wird."

Wegen der Meldepflicht wolle man sich an den Erfahrungen von Berlin und den neuen Bundesländern orientieren. Bis dahin

Gesundheitspolitik

solle ein Schwerpunkt auf die Forschung und Durchführung von Therapiestudien gelegt werden. Ziel sei es, Kontakt mit den Hochschulen und Universitäten sowie mit dem Bundesministerium (gemeint ist vermutlich Forschung) aufzunehmen, damit finanzielle Voraussetzungen für die weitere Erforschung der Lyme-Borreliose zur Verfügung gestellt werden sollten. Beifall bei CDU und FDP.

Gerda Krämer, SPD, trug vor, dass zigtausende Menschen jährlich in Niedersachsen an Borreliose erkranken und dass die Krankheit nicht nur bei den Patienten, sondern auch bei der Ärzteschaft weitgehend unbekannt sei. Sie thematisierte die Pflicht des Landesgesundheitsamtes, was die Fortbildung der Ärzteschaft anbetrifft. Sie verwies die Fortbildung auch in die Verantwortung der Ärztekammer. Und sie regte Spezialambulanzen oder ein Referenzzentrum für Borreliose an. Der Name Dr. Ledwoch fiel mehrfach. Zu seiner Zeit galt er als einzige Instanz in Deutschland, die sich überhaupt um Borreliosepatienten kümmert. Aus dem ganzen Land, auch aus dem Ausland pilgerten Patienten zu ihm.

Auch die Grünen (Meta Janssen-Kucz) mahnten Therapiestudien an und dass die ärztliche Fachkompetenz erweitert werden müsse. Die Hartnäckigkeit der Selbsthilfegruppen wurde gerühmt. Von der FDP sprach Gesine Meißner und hob hervor, dass sich alle Fraktionen einig seien, dass etwas in Sachen Borreliose getan werden müsse. Dabei rühmte sie sich eines Flyers, den das Land geschaffen habe. Dann meldete sich Ursula von der Leyen zu Wort. Man müsse bei allem Enthusiasmus die „Verhältnismäßigkeit" wahren. Trotzdem gab sie zu, dass das Hauptproblem der Chronifizierung das Nichterkennen der ersten akuten Schritte sei. Sie bezeichnete die Fortbildung der Ärzteschaft als oberstes Instrument und das wirksamste Mittel, um hier entscheidend handeln zu können. Im Anschluss beschlossen alle Fraktionen einstimmig, den Entschlussempfehlung des Ausschusses zu folgen: Mehr Hinwendung zur Borreliose, Forschung, Spezialambulanzen, Fortbildung.

Gesundheitspolitik

2011. Es offenbart sich, dass Niedersachsen (zusammen mit NRW) das Bundesland mit dem meisten Zuchtgeflügel ist. Egal ob Hühner, Kühe, Schweine – sie alle werden hochdosiert mit Antibiotika gefüttert. Es sind zum Teil die gleichen, wie sie Borreliosepatienten als Therapie erhalten: Makrolide, Tetrazykline, Cephalosporine, Amoxicillin und speziell in der Hähnchenmast – Doxycyclin, unser „Mittel der ersten Wahl" in allen Leitlinien und Ärztlichen Ratgebern. Anschreiben an die jeweilige Sozialministerin werden mit Ausflüchten beantwortet und mit Delegierung an die Fachabteilung 401.

Der Borreliose und FSME Bund (BFBD) wendet sich nun an die Ärztekammer direkt und bittet um eine Aufstellung der Ärztlichen Fortbildungsveranstaltungen. Das wird verweigert. Auch das Sozialministerium hilft dem nicht nach. Haben die Bürger kein Recht zu erfahren, wer die Fortbilder ihrer Ärzte sind und was ihnen gelehrt wird? Es sind genügend Beispiele bekannt von Fortbildungsthemen wie Borreliose-Neurose, Internetborreliose und ähnlichen zynischen Stigmatisierungen, die den fortbildungswilligen Ärzten vorgetragen werden. Bis Redaktionsschluss hielt die Verweigerung an.

So war es einige Monate vorher auch in Hamburg. Doch da half der Senat für Gesundheit nach und verpflichtete die Ärztekammer zur Offenlegung ihre Fortbildungen für Borreliose.

Nach sachlicher Analyse bescheidener acht Veranstaltungen in fünf Jahren war der Senat überzeugt, nun den BFBD doch zu einem Gespräch empfangen zu wollen. Fortsetzung folgt.

Sieben Nordseeinseln gehören zu Niedersachsen. Borkum, Juist, Norderney, Baltrum, Langeoog, Spiekeroog und Wangerooge. Wer da glaubt, dies seien von Zecken ungetrübte Inselparadiese, muss sich seine heile Welt zu Recht rücken lassen. Speziell Juist ging in die Literatur ein mit einem eher scherzhaften Krimi über FSME-Viren.

Was aber stimmt, ist die hohe Zeckendichte. Nein, Zecken schwimmen sicher nicht durchs Wasser, um die Insel zu erklimmen. Sie reisen in der Luft. Nahezu alle Inseln bezeichnen sich als reiche Vogelwelt. Mit Vögeln starten und landen die Plagegeister rund um die Welt und mit ihnen die Vielfalt der Erreger. Schon heute sind Borrelienstämme aus Spanien, Italien, Afrika und Japan in unseren Zecken heimisch. Sie lieben die feuchten Dünen, die durch Bewuchs auch an heißen Tagen das Austrocknen der Zecken verhindern. Aber lesen Sie mehr über Borkum. Eine wahre Geschichte aus 2013.

Borkum Anno 2013 - ein Zeckenparadies

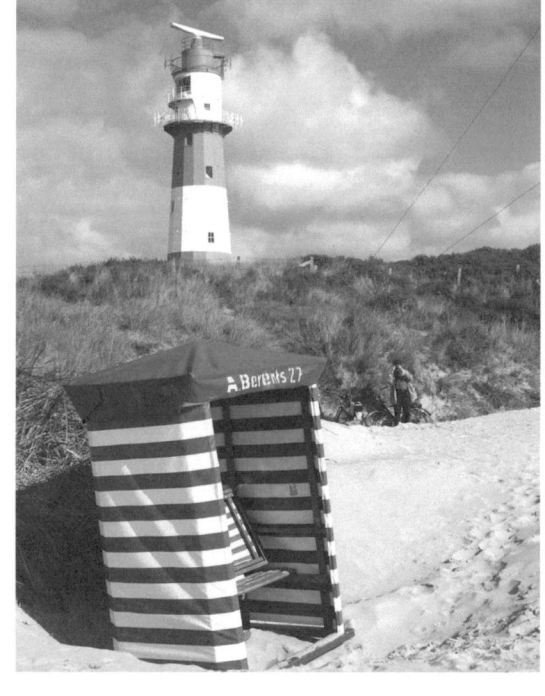

Eigentlich wollte die Reisejournalistin eine ganz normale Reportage über Borkum recherchieren, wie man die Insel in einer Woche von ihrer schönsten Seite kennenlernt. Aber dann kam es ganz anders. Der geplante Genuss, durch die weitläufigen Dünen zu radeln, erfuhr schon nach zwei Stunden einen erschreckenden Dämpfer: Zecken. Sie sind überall. Sie hängen an den Spitzen der Gräser und Büsche und warten auf Opfer. Selbst wenn man den Weg nicht verlässt, ist es unvermeidlich, dass man beim Gegenverkehr Grünzeug berührt und sich die Blutsauger an die Beine abstreift. Von dort wandern sie oft Stunden lang, bis sie auf Haut treffen.

Gesundheitspolitik

Der Borreliose und FSME Bund Deutschland (BFBD) beruhigt einigermaßen, sofern man sich abends absucht und die Spinnentiere unverzüglich entfernt. Bis vor einigen Monaten galt die Regel, dass in den ersten acht bis zehn Stunden praktisch keine Übertragung der Borrelien stattfinden würde. Inzwischen sei diese Schutzregel überholt, ist bei der Deutschen Borreliose-Gesellschaft (DBG) zu erfahren. Die Ärztegesellschaft veröffentlicht die Entdeckung einer Parasitologin, die bereits nach einer Stunde Saugzeit Borrelien im Stechapparat der Zecke nachweisen konnte. Es wird vermutet, dass die Borrelien im Darm der Zecke bereits einen Impuls zum Vermehren erhalten, wenn die Zecke Witterung auf ein Opfer genommen hat. Soviel zum Hintergrund.

Verständlicherweise sind Zecken und Borreliose Tabuwörter auf der Nordseeinsel. Schließlich leben alle Insulaner mehr oder weniger vom Tourismus. Selbst die Landwirte haben ihr Tagwerk aufgegeben und vermieten lieber Ferienwohnungen. Und so traf die Reisejournalistin erwartungsgemäß auf eine Mauer des Verharmlosens. Karl-Ontje Prinz in der Tourist-Information am Bahnhof schiebt den Zeckenbefall erst mal auf die Gästehunde, beim Nachdenken dann auch noch auf die Seevögel. Er behauptet auch, dass Borkumer Zecken selten Borrelien hätten. Woher er das wüsste? Von der Borkumer Ärzteschaft.

Die Arzthelferin in der Praxis des Kurarztes Dr. Klaus Brockötter, gefragt nach der ungefähren Zahl an Zecken, die jährlich entfernt würden, stöhnt: „Da brauche ich ja eine Woche, um das zu zählen." Dr. Brauer, Arzt in der Inselklinik, würgt alle Fragen ab. „Hier ist keine Story für Sie" und legt den Hörer grußlos auf. Dr. Helmer Zühlke, Sprecher der Borkumer Ärzteschaft, meint, dass Borreliose und Zecken auf Borkum genauso häufig wie überall in Deutschland seien. Die lasse sich ja gut behandeln. Das denken viele Ärzte.

Gesprächiger ist Borkums stellvertretende Bürgermeister Frank Pahl. Er habe selbst eine chronische Borreliose. Auf Rückfrage, warum die chronisch sei, wo sie sich doch so gut behandeln las-

Gesundheitspolitik

se, zitiert er seine Hausärztin, dass Borrelien trotz Therapie immer im Körper blieben. Richtig vom Zeug flickt allerdings Wilfried Krahwinkel im Insel-Museum. Als ehemaliger Ratsherr erinnert er sich noch an die Debatten, ob man den Schulkindern das jährliche Pfingstzelten in den Dünen nicht besser verbieten solle. Auch die Jägerschaft, so Krahwinkel, schimpfe über die Löcher, die Zecken in den Decken des Wildes hinterließen.

Der Geschäftsführer der Borkumer Zeitung lässt die Kollegin total abblitzen. Erst beschwichtigt er, dass es dieses Jahr lange nicht so schlimm sei, aber dann plötzlich untersagt er ihr, ihn überhaupt in diesem Zusammenhang zu zitieren. Noch ein Maulkorb. Der Wärter auf dem Alten Leuchtturm hingegen muss nicht erst lange gebeten werden. Ja, es sei ein Kreuz mit diesen Mistviechern. Er erinnert sich, dass man in den 70er Jahren sogar die Dünen kontrolliert abbrannte, um unter anderem auch die Zecken zu dezimieren und dass so eine Aktion immer mal wieder im Gespräch sei.

Wattführer Peter de Buhr, äußerlich ein Kerl wie eine gesunde Eiche, winkt bei seinem Gang zu den Seehundbänken zum Thema Zecken ab. Es sei Quatsch, wenn Eltern ihren Kindern verbieten würden, in den Dünen zu spielen. Er habe in seiner Kindheit auch Zecken gehabt und nichts sei passiert. Erst als weitere Gäste ihr Wissen über Zecken und die übertragenen Erreger beisteuern, wird er etwas kleinlauter. Was soll er schon sagen? Jedes Jahr kommen 200.000 Gäste auf die Insel und erbringen zwei Millionen Übernachtungen. Alle Insulaner leben davon. Es gibt keine Alternative.

.

Prävention

Zeckenangst künstlich schüren, aber...

auf wen soll man sich noch verlassen, wenn es um Warnungen vor Zecken geht?

Im Biosphärengebiet Schwäbisch Alb haben Biologen vom Institut für Experimentelle Ökologie der Universität Ulm von 2008 bis 2010 mit Hilfe von Schlepptüchern Holzbock-Nymphen eingesammelt und gezählt und ihre Ergebnisse mit den Daten des Deutschen Wetterdienstes abgeglichen. Danach hätten vor allem kalte Winter einen negativen Einfluss auf die Zeckenpopularität . Nach dem milden Winter 2008 sei der Zeckenbestand auffällig angestiegen, berichtet www.aerzteblatt.de

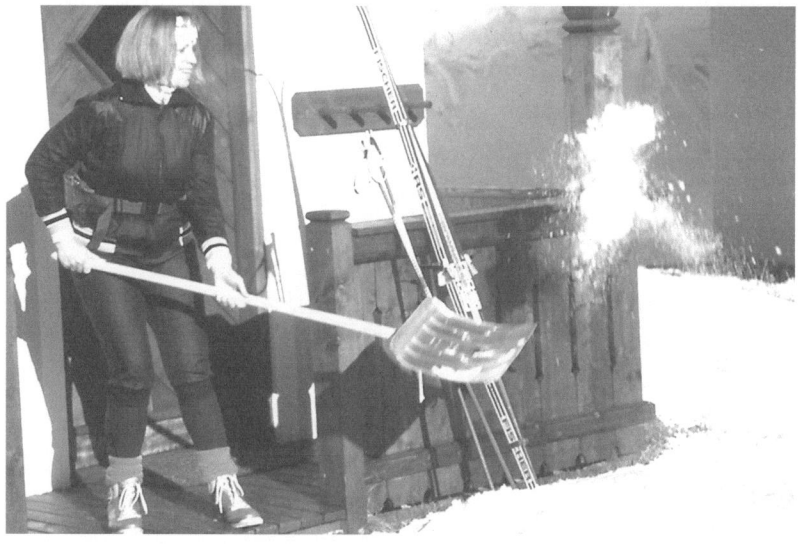

Der Informationsdienst des Impfstoffherstellers Baxter wiederum (www.zecken.de) vermittelte für das Jahr 2013, dass Experten keine Entwarnung bei Zeckenkrankheiten gäben.

Zu diesem Fazit kamen sie auf dem Internationalen Kongress für Zeckenkrankheiten in Weimar. Zwar seien die Blutsauger 2012 deutlich weniger aktiv als in den Vorjahren gewesen, das ließe aber keinen Rückschluss auf die reale Gefahr oder die Bedrohung für 2013 zu. Die vorübergehende Abnahme von Fällen

Prävention

könne sogar dazu führen, dass die Gefahr unterschätzt werde. Das erregt wiederum die Impfstoffhersteller, die weiterhin Angst schüren, dass sogar Nordseebewohner schon auf die Idee kommen, sich gegen FSME impfen zu lassen.

Von welchen Zahlen reden die Experten überhaupt? 2012 wurden 195 FSME-Erkrankungen gemeldet. 2006 waren es 546. Über die Gründe des Rückgangs sind sich die Experten uneins.

Die Biologen Dr. Hans Dautel und Dr. Olaf Kahl von tick-radar Berlin haben den überdurchschnittlich kalten Februar 2012 ohne schützende Schneedecke im Verdacht, dass er Zecken geschadet habe. Der jetzige lange aber schneereiche Winter habe den Zecken somit weniger geschadet? Andererseits lernten wir von den Parasitologen, dass man Zecken durchaus über Monate in der Tiefkühltruhe in den Winterschlaf legen und über acht Grad wieder zum Leben erwecken könne.

Borreliose-Bakterien und das FSME-Virus werden zwar weiterhin als das größte Krankheitspotenzial für den Menschen bezeichnet, das lässt aber unsere Politiker kalt, sich für eine Meldepflicht für Borreliose stark zu machen. Mit Ausnahme von Rheinland-Pfalz, Bayern und dem Saarland wird dieses Thema kräftig weggeschoben. Nur die, die finanziell von der Zecken-Angst profitieren, puschen es richtig hoch. Wem soll man da noch glauben?

.

Rechtsprechung

Chronische Krankheiten als Behinderung anerkannt?

Zwei Klagen aus Dänemark veranlassten den europäischen Gerichtshof, sich mit chronischen Krankheiten zu beschäftigen. Unter den Aktenzeichen C-335/11 und C-337/11 definierte das Gericht chronische Erkrankungen wie Multiple Sklerose und Schmerzhaftes Rückenleiden als Krankheiten mit Behindertenstatus. Die Betroffenen hätten Anspruch auf kürzere Arbeitszeiten und weiteren Schutz, wie er Behinderten zustehe. Das Gericht verdeutlichte mit seinem Urteil, dass auch eine krankheitsbedingte dauerhafte Einschränkung vom Diskriminierungsschutz umfasst sei, wenn sie zu einem Hindernis für die volle Teilhabe am Berufsleben führe. Dazu zählen auch physische, geistige oder psychische Beeinträchtigungen auf Grund ärztlich diagnostizierter heilbarer oder unheilbarer Krankheiten. Und chronische Borreliose? Quelle: aerzteblatt.de

OLG München –
Nur ein Skandal oder ein Komplott?

Das Urteil des Oberlandesgerichts München, Aktenzeichen 25U 2548/12, 4O 265/11 Landgericht Passau, verkündet am 17. Mai 2013, stellt eine Unglaublichkeit dar, gegen die der Borreliose und FSME Bund Deutschland e.V.(BFBD) mit einem Manifest (Download www.bfbd.de) demonstrierte. Die Münchner Richter hatten ihrem Urteil folgenden Leitsatz vorangestellt:

„Bei der gutachterlichen Beurteilung, ob ein Patient sich eine Borreliose-Infektion zugezogen oder an Borreliose erkrankt ist, kommt den Leitlinien der Deutschen Borreliose Gesellschaft e.V. (DBG) keine entscheidende Bedeutung zu."

Der BFBD-Protest richtet sich gegen die Bewertung des Gerichts, das von Leitlinien spricht, die formaljuristisch gar keine Leitlinien sind, sondern nach dem Status S1 lediglich Handlungsempfehlungen. Die Kategorie Leitlinie trifft nur zu, wenn es sich um Leitlinien der Kategorie S2 oder S3 handelt.

Rechtsprechung

Das BFBD-Manifest differenziert außerdem: Die Leitlinien der Deutschen Gesellschaft für Neurologie (DGN), die angeblich die besseren seien, wurden von nur sechs Neurologen und einer Mikrobiologin aufgestellt, hingegen die der DBG von 20 Ärzten mehrerer Fakultäten, vier Mikrobiologen und zwei Bundes-Patientenorganisationen.

Die DGN-Leitlinie bezieht sich ausschließlich auf Neuroborreliose, die der DBG auf Lyme-Borreliose, Neuroborreliose, Wanderröte, Kutane Folgen, Lyme-Arthritis, Lyme-Karditis und Co-Infektionen. Das Gericht bezieht sich jedoch auf „Borreliose-Infektion".

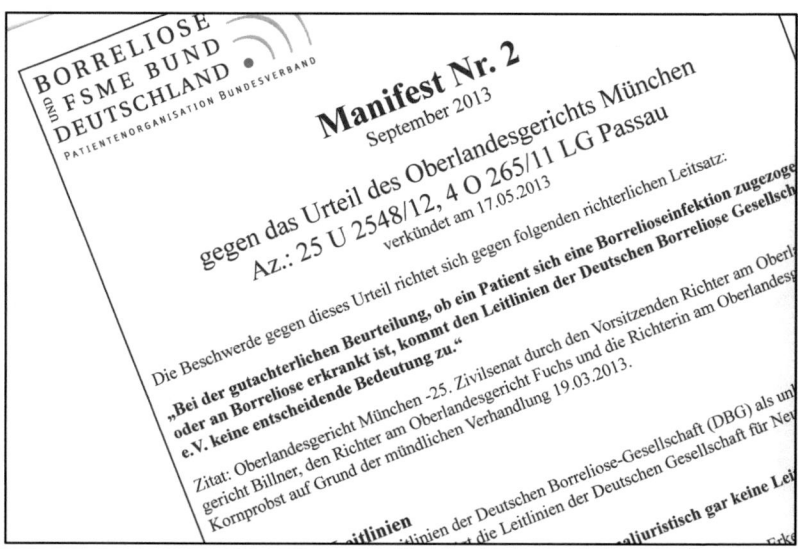

Die Neurologen schöpfen aus 60 Literaturquellen, die Ärzte der DBG aus 162 Quellen.

Die Quellen der Neurologen reichen gerade bis ins Jahr 2007. Die DBG bezieht 37 weitere Quellen bis ins Jahr 2010 mit ein.

Wie ein abgekartetes Spiel sieht dieser Leitsatz hauptsächlich dadurch aus, dass kurze Zeit nach Veröffentlichung dieses Urteils das sogenannte Versicherungsforum zum Thema Beweislast, Kausalität, Fristenregelung, Tagegeld und Krankenhaustagegeld tagte. Gründer dieser Institution ist der Gesamtverband

Rechtsprechung

der Deutschen Versicherungswirtschaft (GDV), der Arbeitgeberverband der Versicherungsunternehmen (AHGV, das Berufsbildungswerk der Deutschen Versicherungswirtschaft (BWV). Teilnehmer waren Mitarbeiter von Unfallversicherungen, Schadensregulierer, außerdem Anwälte, Richter und Gutachter. Presse war unerwünscht. Der Hintergrund ist transparent. Die Aushebelung der Leitlinien der Deutschen Borreliose-Gesellschaft e.V. soll es den Unfallversicherern erleichtern, Ansprüche ihrer Versicherten abzubügeln. Aus dem Leitbild des „Versicherungsforums" wird noch deutlicher, was Lobbyarbeit im Falle von Borreliose bewirken soll:

„Wir bündeln die Interessen der Versicherungsunternehmen und deren Partner und formulieren sie gegenüber politischen Entscheidungsträgern!"

Medien

SWR- Intendant Peter Boudgoust

unterscheidet zwischen Fiktion und Realität

Peter Boudgoust, Intendant des Südwestrundfunks, Stuttgart, und zurzeit der meisten Ausstrahlungen des Films „Zeckenkrieg" auch Intendant der ARD, verweigerte sich fortlaufenden Forderungen, den Film als unjournalistisch und tendenziös im Programm abzusetzen. Im Gegenteil, er beharrte darauf, dass die Vorwürfe gegen den Film „unberechtigt" und „völlig unzutreffend" seien und den im öffentlich-rechtlichen Rundfunk geltenden journalistischen Maßstäben entspreche.

Im Sommer 2013 fanden wir von ihm einen Beitrag in dem „Buch vom Abschied", Prominente über Sterben, Tod und Trauer", Eduard Maass, MensSana (ISBN 978-3-426-87631-2) …Würde bis in den Tod" einen Beitrag von Boudgoust, der im Kontext zum Zecken-Film nur noch als Schaumschlägerei zu bezeichnen ist. Hier Auszüge aus der Korrespondenz mit dem Intendanten:

Sehr geehrter Herr Boudgoust,

Papier ist geduldig, das wissen nicht nur wir Journalisten. Aber als ein in der Öffentlichkeit Stehender müssen Sie sich schon an Ihren geschriebenen Äußerungen messen lassen, auch wenn Sie offenbaren, dass auch bei Ihnen eine Lücke klafft zwischen Anspruch und Wirklichkeit.

Ich zitiere Sie aus dem Buch:
- **Es ist normalerweise sinnvoll und notwendig, zwischen Fiktion und Realität zu unterscheiden, erst recht und vor allem in den Medien.**

Beim Film „Zecken-Krieg" haben Sie diesen Pfad verlassen, nicht nach Rechts oder Links geschaut, nicht nachgefragt, was Realität ist und was bösartige Absicht, obwohl Sie mehrfach darauf hingewiesen wurden.

Medien

- Die Unwägbarkeiten infolge des medizinischen Fortschritts sind unendlich groß, so dass die Abwägung viele Menschen überfordern muss.

Beim Film „Zecken-Krieg" nahmen Sie in Kauf, das unendliche viele Patienten und ihre Ärzte verunsichert wurden, weil die Abwägung keine Abwägung war, sondern ein Dogma. Sie wurden mehrfach darauf hingewiesen.

- Die Medien sehen sich in dieser Situation einer besonderen Herausforderung gegenüber. Diese Herausforderung gilt es anzunehmen, unabhängig davon, ob man als Journalist in einem öffentlich-rechtlichen oder einem kommerziellen Unternehmen arbeitet, und auch unabhängig davon, ob man sich für das Fernsehen, den Hörfunk, ein Printmedium oder im Internet dieser Aufgabe journalistisch nähert.

Wie wahr. Wie wahr. Aber gilt das nur fürs Thema Sterben?

- Aber ich will nicht verhehlen, dass ich als Intendant eines öffentlich-rechtlichen Senders im eigenen Haus, also im SWR, ein besonderes Maß an Sensibilität, Sorgfalt, Gründlichkeit, auch Diskretion erwarte…

Ihre Zuschauer auch.
Wo blieben Sorgfalt, Gründlichkeit und Sensibilität beim Film „Zecken-Krieg? Sie haben sich nie für die Auswirkungen an den Patienten interessiert. Sie haben in Kauf genommen, dass dadurch Patienten als eingebildete Kranke und ihre Ärzte als Scharlatane diskriminiert wurden. Sie haben im Kauf genommen, dass Patienten nicht mehr behandelt wurden. Sie haben in Kauf genommen, dass sich Menschen in ihrer Aussichtslosigkeit töteten.

- Die existenzielle Dimension des Themas zwingt geradezu zur Umsicht und zum Verzicht auf Effekthascherei.

Es existiert inzwischen ein umfangreiches Film-Gutachten, dass Ihnen die Effekthascherei Take für Take offenbart. Sie müssen es nur haben wollen.

Medien

- ..nötiges Einfühlungsvermögen dürfen durchaus auch beim Fernsehen vorausgesetzt werden.

Mit diesem Selbstverständnis hatten wir uns Ihrem Autor anvertraut.

- Und größte Sorgfalt im Umgang mit dem ersten Handwerkszeug des Journalisten, der Sprache, muss in allen drei Programm-Medien walten...

Sprechen Sie mal mit Walther von La Roche darüber. (Autor mehrerer Ausbildungsbücher über die Arbeit von Journalisten)

- Wir bezwecken keine Orientierung in eine bestimmte Richtung. Wir wollen auf der Grundlage der Kompetenz unserer Fachredaktionen nicht mehr – aber auch nicht weniger – als Hilfen zur Auseinandersetzung geben.

Beim Film „Zecken-Krieg" haben Sie und Ihre Fachredaktionen versagt. Das Fazit des Films stand für den Autor von Anfang an fest, eine Auftragsarbeit, die keine anderen Erfahrungen und Meinungen duldete, selbst wenn sie gedreht waren. Mit Journalismus hat das nichts zu tun. Das sind manipulative Methoden der Diktatur, Menschen mundtot zu machen.

Indem Sie es zulassen, dass dieser Film und Fragmente daraus immer und immer wieder ausgestrahlt werden, wider besseren Wissens durch Zuschauer-Beschwerden, durch öffentliche Stellungnahmen der ärztlichen Fachgesellschaft DBG und durch die Patientenorganisation BFBD,, machen Sie sich gemein mit denen, die diese Manipulation im Ansatz zu verantworten haben.
Früher oder später werden die Hintergründe bekannt und bestraft werden. Sie können dann nicht behaupten, Sie hätten es nicht gewusst.

Ute Fischer

Medien

Medien-Umschau

Ingenieur verklagt Stadt München

Ein 59-jähriger, bei der Stadt München angestellter Vermessungsingenieur wurde 2011 von einer Zecke am Fuß gestochen. Die Ärzte diagnostizierten einen klaren Fall von Borreliose. Doch die Stadt sträubte sich und verschanzte sich hinter „Borreliose-Experten" Peter Herzer, nicht nur als Verharmloser bekannt (siehe Borreliose Wissen Nr. 24), der tatsächlich behauptete, man könne eine frische von einer alten Borreliose unterscheiden. Das Gericht wies die Klage ab. Quelle: Abendzeitung München, 19.07.2013

Zither spielen gegen feinmotorische Störungen

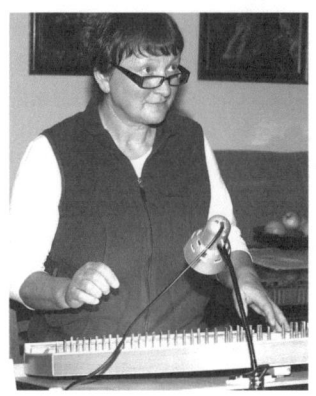

Gerda Dilger war im Juli 2013 kurzweilig der Star in der Zeitung, nicht nur mit der 1995 erlittenen Borreliose. Die 59-jährige aus Bermatingen, Baden-Württemberg, berichtete in einem Interview, wie sie drei Jahre ohne Diagnose wahrhaft herumstolperte, bis Neuroborreliose diagnostiziert wurde. Erst die SHG Ravensburg habe ihr auf den Weg geholfen, neuralgische Gesichtsschmerzen, Sehstörungen und Migräne zu überwinden. Durch das Erlernen des Musizierens mit einer Zither trainiere sie ihre Feinmotorik und empfindet die harfenähnlichen Schwingungen als Erleichterung. So ergeht es auch den Zuhörern. Inzwischen tritt sie mit der Zither öffentlich auf. Quelle: Südkurier, 15.07.2013

Tiere als Therapie

Corina Staufer aus Aarberg, Schweiz, Kanton Bern, erkrankte als 16-jährige Gymnasiastin an einer Mischinfektion, an der auch Borrelien beteiligt waren. Sie erholte sich nie wieder, lebt heute als 33-Jährige mit Rollstuhl und Betreuung von Sozialhilfe. Ein-

Medien

ziger Lichtblick sind drei Hunde, sechs Enten, ein Kaninchen, sechs Meerschweinchen, drei Schildkröten. Manchmal sind es auch mehr, weil sie auch kranke und verlassene Wildtiere in ihr Gärtchen aufnimmt. „Die Tiere sind meine Familie", so Staufer, „die beste Therapie" und „ich werde gebraucht". Quelle: Bernerzeitung, 15.07.2013

Neue Post verbreitet PR-Geschwafel

Den Wahrheitsgehalt der sogenannten Yellow-Press zu kommentieren, gehört eigentlich nicht hierher. Wenn aber so ein Blatt aus reiner Gier Menschenleben gefährdet und dadurch hinnimmt, dass seine Leser falsch informiert werden, dann gehört das an unseren Pranger. Die offiziellen Risikogebiete für FSME sind in einer Deutschlandkarte rot markiert. Kein Wort, dass man Borreliose flächendeckend in Deutschland, in den gemäßigten Klimazonen sogar weltweit bekommen kann. 24 Stunden bräuchten Borrelien, bis sie in die Wunde gelangen. Einziges Symptom, an dem man eine Borreliose erkenne, sei eine Sommergrippe. Das Wort Wanderröte oder etwa ein Foto davon tauchen nicht auf. Die Rubrik darüber: Gesünder leben. Na dann viel Glück, liebe Redaktion.

Visite – wieder mal gespart

Es ist bekannt, dass alle sparen; der NDR mal wieder am falschen Ende. Für die Sendung am 14. Mai wurde der BFBD gefragt nach einem kompetenten Mediziner für Lyme-Borreliose und empfahl logisch die Deutsche Borreliose-Gesellschaft. Stattdessen erzählte dann Prof. A. Plettenberg von der Asklepios Klinik St. Georg in Hamburg (Sendeort) etwas von „standardmäßigen Tests". Auf die Nachfrage, welche der Borreliose-Tests er denn als standardmäßig bezeichne, kam trotz mehrmaliger Nachfrage keine Antwort.

MDR – Hauptsache gesund

Wieder eine Alibi-Sendung, wie jedes Jahr. Erst wurde der BFBD bedrängt, einen Patienten für ein Filmchen zu nennen,

Medien

was er davon abhängig machte, welche Experten in der Sendung auftreten sollten. Dann klemmte man sich hinter die Selbsthilfegruppen im Sendegebiet. Als Experte tauchte schließlich der Tierarzt Dr. Ronald Schmäschke aus Leipzig auf, der Gott sei Dank nicht wie seine Vorgänger über Diagnostik und Therapie der Lyme-Borreliose parlierte, aber ansonsten Unfug verbreitete. Zum Beispiel dass es nicht früher als zwischen 16 und 24 Stunden nach einem Zeckenstich zur Übertragung von Erregern käme und dass man die Zecke am besten in die Toilette entsorge. Fein für die Zecke; so kann sie sehr gut weiterleben und sich ein Opfer für die nächste Blutmahlzeit suchen. Schmäschke ist, wie man im Internet leicht nachlesen kann, der Experte für Fliegen, Flöhe, Federspulmilben und Getreideschimmelkäfer.

Big Brother - Eltern ausspähen

Foren sollte man gründlich unter die Lupe nehmen, bevor man ihm seine Daten anvertraut. Vor allem das Impressum. So ein Beispiel ist das Forum „Rund ums Baby". Moderatoren sind Ärztinnen und Ärzte. Klingt richtig nett und hilfreich und vor allem rund um die Uhr. Herausgeber und Inhaber ist die Firma USMedia in Tegernsee. Dieser hinterher recherchiert offenbart ein knallhartes Marktforschungsunternehmen, das sich mit mehr als 36.000 befragbaren Personen brüstet. Die registrierten User (Eltern, Mütter, Väter, Großeltern) sind ungefragt die Panel-Mitglieder (Panel = Zielgruppe für eine Marketingforschung), die auf Grund ihrer Registrierung nach Geschlecht, Alter, Familienstand, Land, Bundesland, Gemeindegröße, Anzahl und Alter der Kinder, Berufstätigkeit, berufliche Position, Bildungsniveau und Haushaltsnettoeinkommen selektiert werden können. Dieses Wissen wird verkauft, um der Zielgruppe Eltern maßgeschneiderte Werbung zu verpassen.

USMedia-Angebot an die Industrie: „Auf Grund der Kenntnisse aller relevanten soziodemographischen Informationen lassen sich nahezu beliebig gestaltete Stichproben für unsere Kunden zusammenstellen". Das nennt man Marktforschung-Online. Das Ergebnis ermöglicht

Medien

- Kaufverhaltens- und Preisforschung
- Meinungsforschung
- Trendforschung
- Kundenbindungs- und Kundenzufriedenheitsanalysen
- Produkttests mit Online-Befragung
- Werbemittel- & Kampagnentests
- Verpackungstests

Im Falle von USMedia sind Referenzen bekannt, die diese Nutzerdaten gegen Geld erhalten: Hipp-Babynahrung. Milupa, Opel, frei, Lego, webasto, Mattel, Sony, soweit so gut. Aber jetzt kommt es: GlaxoSmithKline (Kindermedikamente und Impfstoffe), Medela (Stillprodukte), Merck (Medikamente), Johnson und Johnson (Medikamente, Sanofi Pasteur MSD (Impfstoffe, Medikamente) Jenapharm (Hormone).

Quelle: www.usmedia.de/marktforschung/panel.htm

Schwarzbach und Nicolaus

beachtete Referenten nicht nur in den USA

Armin Schwarzbach und Carsten Nicolaus vom Borreliose Centrum Augsburg (BCA) gelten weltweit als Spezialisten für die Diagnostik und Therapie der Lyme-Borreliose.

Anlässlich der Tagung der ILADS (International Lyme and Associated Disease Society) im August 2013 veröffentlichte die Huffington Post Auszüge aus den Interviews mit anwesenden Ärzten. Dies angesichts der neuen Schätzung der CDC (Center of Disease Control and Prevention/amerikanische Variante des Robert Koch-Instituts), wonach die Zahl der jährlichen Borreliose-Fälle in den USA mit 300.000 um zehnmal höher angenommen werden müsse, als bisher angenommen.

? Frage nach anderen durch Zecken übertragenen Erkrankungen in Deutschland

Nicolaus: Mehr als 90 Prozent unserer Patienten zeigen Co-Infektionen; ungefähr 30 Prozent mit Ehrlichien/Anaplasmen,

Medien

30 bis 40 Prozent mit Bartonellen. Bei drei bis vier Prozent finden wir Rickettsien und auch Babesien. Auch die Zahl der Infektionen mit Dermacentor-Zecken nimmt zu. Wir diagnostizieren auch Chlamydien und Mycoplasma Pneumonie, Yersinien und eine Reihe von Viren wie EBV, Coxsackie, CMV und HSV.

Schwarzbach: Es gibt keine Studien über diese Co-Infektionen; es sind in Deutschland auch keine geplant. Man kann aber trotzdem sagen, dass sechs bis acht Prozent aller Zecken in Deutschlands Endemiegebieten Erreger wie Bartonellen, Ehrlichien, Babesien und Rickettsien enthalten. Wir fanden auch in Patienten mit Rheumatischer Arthritis und Fibromyalgie zu etwa 30 Prozent Co-Infekte mit Ehrlichien und einige mit Rickettsien und Bartonellen. Babesien scheinen speziell bei der Dermacentor-Zecke vorzuherrschen.

? Wir hörten, dass Patienten aus aller Welt Behandlung in Deutschland suchen. Wie ernsthaft ist dieses Problem?

Schwarzbach: Als ich vor zwölf Jahren mit Borreliose begann, hielt ich das für ein Problem in den südlichen Regionen Deutschlands und Österreich. Heute ergeben sich Diagnosen mit nahezu identischen Symptomen aus Norwegen, Dänemark, Finnland, Schweden, Russland, Belgien, Frankreich, den Niederlanden, aus Italien, Spanien, Portugal, Griechenland, Zypern, Rumänien, Bulgarien, Slowenien, Ungarn, Großbritannien, Irland. Je häufiger man in diesen Ländern nachfragt, um so mehr zeigt sich aber auch, dass sich gewisse Co-Infektionen auf bestimmte Endemiegebiete beziehen.

? Gibt es in Deutschland zuverlässige Tests.

Nicolaus: Wir haben die klassischen Tests wie ELISA und Western Blot, aber auch PCR steht zur Verfügung. Zusätzlich bieten einige Labor den sogenannten LTT und den CD57-Test an. Diese Methoden bringen bessere Resultate über die Aktivität der Krankheit. Ein von der EU finanziertes Studienprojekt versucht eine neue Testtechnologie in Form eines Biochips zu entwickeln

Medien

(www.hylisens,eu). Doch bis zur Routinediagnostik ist noch ein weiter Weg.

? Sehen Sie eine globale wissenschaftliche Anstrengungen in der Diagnostik der Lyme Borreliose.

Schwarzbach: Weltweit geht es darum, die Sensitivität der Test für chronische Borreliosepatienten zu verbessern. Einige Ärzte glauben an eine nahezu 100prozentige Sensitivität, wie sie die IDSA propagiert. Aber unveröffentlichte Studien zeigen nicht mehr als 30 bis 40 Prozent. Deshalb können wir auf Grund der Laborwerte 60 bis 70 Prozent der Borreliosepatienten als fehldiagnostiziert bezeichnen, solange man nicht auf deren Symptome eingeht. Auch wir hoffen auf das europäische Studienprojekt, zu dem die EU immerhin über eine Million Euro gegeben hat. Ich schätze, dass wir nicht vor vier oder fünf Jahren mit einem Resultat rechnen können.

? Glauben Sie, dass deutsche Ärzte symptomgerecht behandeln können?

Schwarzbach: Ja, sie können es, aber sie tun es nicht, weil sie sich von den Leitlinien der Neurologen und Dermatologen irritieren lassen. Diese Leitlinien weisen alle eine sehr schwache Evidenz (Beweiskraft) auf. Die behandelnden Ärzte realisieren das jedoch nicht und lassen sich glauben machen, dass es eine chronische Borreliose nicht gebe. Wir sind sicher, dass viele Patienten mit Rheuma, Arthritis, Fibromyalgie, Parkinson, Demenz, CFS, Multiple Sklerose schon von einer ein- bis zweiwöchigen Antibiose profitieren könnten.

In Deutschland vergehen in der Regel drei bis fünf Jahre, bis eine Borreliose diagnostiziert wird. Dadurch entstehen riesige volkswirtschaftliche Kosten für undiagnostizierte Patienten.

Nicolaus: Die meisten deutschen Ärzte behandeln ihre Patienten auf der Basis der Leitlinien der Neurologen und der Hautärzte. Diese Leitlinien basieren auf den Guidelines der IDSA. Auf diese Weise wird auch eine große Zahl von Patienten überhaupt nicht behandelt. Glücklicherweise nehmen einige Ärzte Borreliose aber auch ernst. Diese Ärzte haben sich in der Deutschen

Medien

Borreliose-Gesellschaft zusammengefunden und eine eigene Leitlinie entwickelt, die auf Erkenntnissen der ILADS basiert.

? Wie sieht die Prävention in Deutschland aus.

Schwarzbach: Ein Impfstoff ist in Entwicklung, aber noch sind die benötigten Antikörper und die Impfabstände unbekannt. Ich rechne mit fünf bis zehn Jahren, bis der Impfstoff zur Verfügung steht. Wir bringen eine Menge an Information unters Volk, damit man die richtige Kleidung trägt. Es gibt Repellents, ja. Aber es sind noch viele Anstrengungen nötig, die Menschen über die Risiken der Zecken aufzuklären. Wir alle wissen, dass es eine hundertprozentige Vorbeugung nie geben wird. Doch schon alleine, wenn eine Sommergrippe in den Verdacht gerät, eigentlich eine Borreliose sein zu können, würde das schon vielen Patienten und ihren Ärzten weiterhelfen.

Borreliose als Erlösung?

20 Jahre schlug sich Brigitte Niemand (Pseudonym) mit der Diagnose „Chronisches Erschöpfungssyndrom" herum. Tausenden geht es vermutlich ebenso. Die Patientenorganisation Fatigatio – abgeleitet von Chronique Fatigue Syndrome/ auch CFS genannt – betreut mit über 1300 Mitgliedern eine ähnlich große Betroffenen-Gemeinde wie der Borreliose und FSME Bund Deutschland und schätzt, dass sich etwa 300.000 Menschen in Deutschland damit herumschlagen. Anders als bei der Borreliose ist kein Auslöser, kein Erreger bekannt oder es wird zumindest keiner diskutiert. Daher kann auch nicht über Neuerkrankungen gesprochen werden.

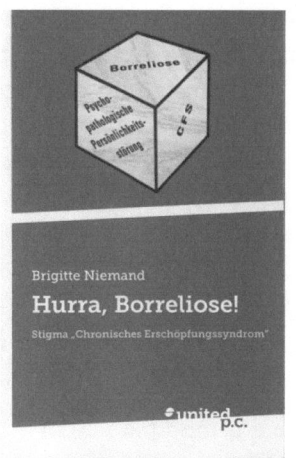

Brigitte Niemand beschreibt in ihrem Buch das Stigma „chronisches Erschöpfungssyndrom", das ohnmächtige Gefühl, weder Kraft noch Energie zu besitzen, um Haushalt, Beruf, Familie,

Medien

Partnerschaft bewältigen zu können. Sie war der Spielball ihrer Umwelt, die erst nicht glaubte, dass sie krank sei und sich den Psychoanalytikern anschloss, das sei wohl alles psychosomatisch, bis sie es selbst glaubte. Die Dialoge mit ihren psychologischen Beratern und Ärzte klingen wie aus einem Sketch, immer die gleiche Leier. Krampfhaft wird nach seelischen Störungen in der Kindheit, in der Partnerschaft, im Beruf geforscht. Sie war fast neidisch auf Menschen, die eine Krankheit mit Namen hatten. CFS gibt es bei den Ärzten nicht wirklich. Auch keine erprobte Therapie. Es wird nur herumgemurkst, um die Patienten wieder loszuwerden. „Das ist viel zu teuer! Man hat ja nichts gefunden! Arbeiten Sie, Rente wäre kontraproduktiv!"

Nun also Borreliose. Brigitte Niemand geht es unter antibiotischer Therapie endlich besser. Sie hat begriffen, dass Borreliose eine CFS-Symptomatik hervorrufen kann wie noch viele andere.

„Ein paar Monate Antibiotika hätten meine Gesundheit wiederhergestellt, mein Leben und meine Karriere. Aber ich kann nicht heute da anknüpfen, wo ich vor 20 Jahren aufhören musste".

Traurig ist nur, dass Brigitte Niemand zwar aufklärt über die unglaubliche CFS-Symptomatik bei Borreliose und über ihren Leidensweg. Aber damit lässt sie den Leser und die Leserin auch schon wieder alleine. Kein Wort, dass es in Deutschland eine aktive Borreliose-Selbsthilfe gibt mit einem rührigen Dachverband (Borreliose und FSME Bund Deutschland) und rund 100 Borreliose-Selbsthilfegruppen. Schon vor 20 Jahren gab es erste Anfänge einer Borreliose-Selbsthilfe. Seit zehn Jahren gibt es ein Internet-Angebot dieser Selbsthilfe, seit 2005 eine Telefon- Hotline, mit nahezu täglichen Beratungsstunden, ein Borreliose-Forum (www.med1.de), ein Beratungsticketsystem, bestellbare Zeitschriften. Musste der Weg wirklich so lang sein?

Brigitte Niemand, Hurra Borreliose!, Verlag united p.c., 2013
187 Seiten, 18,40 €, ISBN 978-3-7103-0218-3

Borreliose-Selbsthilfe

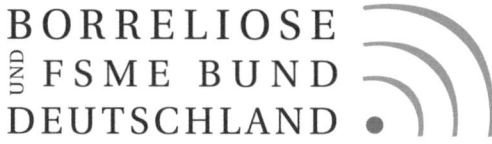

Werden Sie Mitglied im Borreliose und FSME Bund Deutschland e.v. Er kämpft
- für generelle Meldepflicht
- zuverlässige Diagnoseverfahren
- standardisierte Labortests
- für Borreliose-Ambulanzen für Gesetzlich Versicherte
- für die Kontrolle der Ärztlichen Selbstverwaltung
- für zuverlässige evidenzbasierte Leitlinien
- für kompetente Anwälte
- für uneigennützige Gutachter
- für aufmerksame Richter

Mitglieder erhalten jährlich zwei Fachzeitschriften über den neusten Stand der Borreliose sowie Rat und Hilfe bei Ansprüchen gegen Leistungsträger und Leistungsverweigerer. Es existiert ein kompetentes Anwälte-Netzwerk. Die Kooperation mit dem VdK ermöglicht Mitgliedern die kostenlose Erstberatung.

Mitgliedsbeiträge und Spenden sind steuerlich absetzbar. Der Verein verfolgt ausschließlich und unmittelbar gemeinnützige Ziele. Er ist Mitglied in den Spitzenverbänden der Deutschen Wohlfahrtspflege, im Paritätischen Wohlfahrtsverband, in der Bundesarbeitsgemeinschaft BAG Selbsthilfe sowie in der Arbeitsgemeinschaft der Selbsthilfegruppen DAG SHG.

Spendenkonto: Hamburger Sparkasse
IBAN: DE53 2005 0550 1275 1233 45
BIC: HASPDEHHXXX

Selbsthilfe

Geschäftsführung
Postfach 1205, 64834 Münster
Tel. 06071-497 397
Fax. 06071-497 398
E-Mail: info@borreliose-bund.de

Beratung
Tel. 01805-006935
(0,14 €/Minute aus dem deutschen Festnetz, maximal 0,42 €/Minute aus dem Mobilnetz)
Montag bis Donnerstag von 10.00 bis 12.30 Uhr
Montag + Freitag von 18.00 bis 20.00 Uhr
Samstag von 16.00 bis 18.00 Uhr
(Änderungen vorbehalten)

Die Homepage www.borreliose-bund.de
enthält Wissenswertes und Aktuelles zum Lesen und Downloaden. Alle Links sind geprüft. Es ist unmöglich, Internetschrott und Falschinformation von Unautorisierten einzubringen. Hier sind die meisten der Borreliose-Selbsthilfegruppen nach Postleitzahlen geordnet zu finden. Hier kann man spenden, Zeitschriften bestellen und einen Mitgliedsantrag ausdrucken.

Selbsthilfegruppen (SHG) und –vereine (SHV), Berater und Kontakter sind ehrenamtliche Initiativen überwiegend von Mitgliedern des BFBD, aber auch nicht im Bund organisierten Einzelkämpfern und assoziierten Beratern. Sie bringen ihr Wissen und ihre Erfahrung aus eigener Betroffenheit, in bester Absicht und nach bestem Wissen ein. Sie ersetzen jedoch keinen Arztbesuch und sind als Privatpersonen nicht rund um die Uhr erreichbar. Feierabend und Wochenende sollten allen Ratsuchenden heilig sein.

Literatur

Von den Autoren erschienen bereits

Borreliose – Zeckeninfektion mit Tarnkappe

Von Betroffenen für Betroffene, 6. komplett überarbeitete, erweiterte Auflage, 237 Seiten. Hirzel-Verlag Stuttgart, 2010, ISBN 978-3-7776-1798-5, 19,80 EUR. Im Buchhandel.

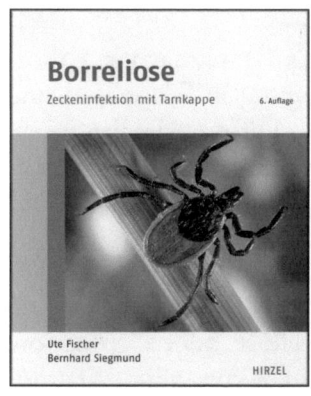

Aus dem Inhalt: Zecken und was man über sie wissen muss, Durch Zecken übertragene Krankheiten, Erste Hilfe und Risiken nach einem Zeckenstich, Symptome und Krankheitsverläufe, Fehl- und Verlegenheitsdiagnosen, Neuroborreliose, Spätborreliose, Borreliose in Schwangerschaft und Kindheit, Die Suche nach dem richtigen Arzt, Therapie und Nebenwirkungen, Gründe für Therapieversagen, Borreliose und Rehabilitation, Rechte und Ansprüche an Leistungsträger, Borreliose-Selbsthilfe. Dieses Buch, das mit Unterstützung von Ärzten entstand, soll Ärzten und Patienten helfen, die Tarnkappe zu lüften. Damit Betroffenen ein langer Leidensweg erspart bleibt.

Borreliose-Jahrbücher 2006, 2007, 2009, 2011

nur noch antiquarisch.

Borreliose-Jahrbuch 2008

Immunsystem, Fehldiagnose Fibromyalgie, Fehlinterpretation von Laborwerten, Laborparameter, HLA, Neuroborreliose trotz negativem Liquor, Ärztlicher Borreliose-Qualitätszirkel, Zistrose, Samento, Quelle falscher Laborergebnisse, Berufskrankheit u.a., nur noch bei den Autoren, 12,90 €.

Literatur

Borreliose-Jahrbuch 2010

Chance Borrelien-PCR aus Urin, Nervus vagus, Borreliose als uralte weltweite Pandemie, Depression durch Borreliose, Kinder ohne Chance, Patientengeschichten mit gutem Ausgang, Borreliose beim Hund u.a., nur noch bei den Autoren, 12,90 €.

Borreliose-Jahrbuch 2012

Diagnose vom Computer, Antikörper als Krankmacher, Laborwissen, Referenzwerte prüfen, DBG-Tagung in Wuppertal und Konstanz, Kultureller Erregernachweis, Differenzialdiagnosen, Demenz, Teuflische Experimente, Eltern von Borreliose-Kindern, Gutachter-Mafia, Antibiotika für Zuchttiere u.a., nur noch bei den Autoren, 12,90 €.

Borreliose-Jahrbuch 2013

Triggern Streptokokken Borrelien, Borreliose oder Depression, GBS oder Neuroborreliose, Robert Enke, Akupunktur, Stammzellen-Therapie, Spirochäten-Antigen im Gelenkknorpel, auch Richter irren, angreifbare Leitlinien-Autoren, Borrelien unter dem Laien-Mikroskop, Parkinson u.a. nur noch bei den Autoren, 12,90 €.

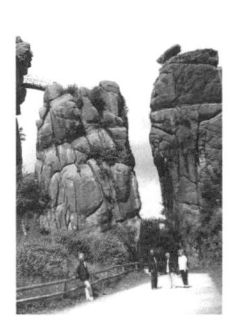

Leben mit Borreliose

Leben mit Borreliose

Aus dem Inhalt: Was das Immunsystem hemmt und stärkt, Ernährung, Der richtige Ausdauer-Sport, Ein Kopf voller Liebe, Wie man Ärzte zum Zuhören bringt, Verzeihen und Versöhnen, Die Macht der Selbstheilungskräfte und Spontanheilung, Borreliose und die Traditionelle Chinesische Medizin, 80 Anwendungen von A bis Z und das Meiste umsonst, Arzneimittelreste ausschwemmen, Strategien zum Glücklichsein, Ein

Literatur

Gebet als Medikament, Entschleunigen, 15 Anleitungen zum Bewältigen eines richtigen „Scheißtags" mit Borreliose. 124 Seiten, Verlag Books in Demand, Norderstedt, bebildert, ISBN 978-3-8448-1723-2, 12,90 €. Im Buchhandel.
E-Book: ISBN 978-3-8448-3628-8, 9,99 €

Literatur vom Borreliose und FSME Bund

je Versand insgesamt zuzüglich 2,50 € Versandkosten
Bestellungen an Borreliose und FSME Bund
Schillerstraße 31
64823 Groß-Umstadt
Tel. 06078-9175094
Fax 06078-9175096
E-Mail: geschaeftsstelle@borreliose-bund.de

Borreliose Wissen BASIS
Neuauflage 2012: Alles über Diagnostik, Labor, Symptome, Therapien, Berufskrankheit u.a., 64 Seiten, 9,50 €

Borreliose Wissen KINDER
Neuauflage 2013: Alles über Borreliose bei Kindern und Jugendlichen, Schwangeren, in der Stillzeit, Kinder- und Elterngeschichten. Gefördert von der Barmer GEK, freiwillige Spende erwünscht.

Borreliose Wissen Nr. 19
Chronische Borreliose
52 Seiten, 8,50 €

Borreliose Wissen Nr. 21
Borreliose und die Psyche
52 Seiten, 7,50 €

Borreliose Wissen Nr. 22
Alternativen, Strohhalme, Experimente
56 Seiten, 7,50 €

Literatur

Borreliose Wissen 23
Fehldiagnosen, Differenzialdiagnosen
56 Seiten, 7,50 €

Borreliose Wissen 24
Schmerz, Borreliose beim Hund
40 Seiten, 7,50 €

Borreliose Wissen 25
Gender – Borreliose bei Mann und Frau
52 Seiten, 7,50 €

Borreliose Wissen 26
Die Depressionsfalle
60 Seiten, 7,50 €

Borreliose Wissen 27
Lyme-Borreliose der Haut
56 Seiten, 7,50 €

Borreliose Wissen 28
Schlaf + Ehrlichiose
48 Seiten, 7,50 €

Planung 2014:
April: Neuroborreliose
Oktober: Herz
Mitglieder des BFBD erhalten die jährlich erscheinenden Exemplare im Rahmen ihres Mitgliedsbeitrags kostenlos zugestellt.

Zu guter Letzt...

Es gibt gute Signale. Es ist gelungen, die erste durch die Deutsche Borreliose-Gesellschaft (DBG) ausgestattete Fortbildung innerhalb der Saarländischen Ärztekammer zu vermitteln. Mitauslöser war der Bericht eines saarländischen Neurologen über seine Neuroborreliose und über die Unfähigkeit seiner Kollegen. Das ist dieser Zustand, den wir so manchem Politiker wünschen: Angela Merkel und Borreliose wäre - ohne Schadenfreude - dammbrechend.

Ein gutes Signal kam auch vom Hamburger Senat. Freilich musste der BFBD erst beweisen, dass die dortige Ärztefortbildung der Ärztekammer ungeeignet war, Ärzte in Borreliose fortzubilden. Referenten und Themen offenbarten eher das Gegenteil, nämlich wie man Borreliose verharmlost und in Zweifel zieht. Lesen Sie dazu auch BORRELIOSE WISSEN Nr. 28. Fazit davon war, dass der Senat den BFBD endlich zu einem Expertengespräch einlud, ein Ereignis, das in manchen Bundesländern Monate und Jahre angepeilt werden muss.

Ein schlechtes Signal kam von den Unfallversicherungen. Sie beriefen im September 2013 Kolleginnen und Kollegen der Schadensregulierung, Anwälte, Gutachter und sogar Richter ein, um festzuklopfen, dass den Leitlinien der DBG keine Bedeutung zugemessen werden dürfe. Basis dazu war der Leitsatz eines Urteils des Oberlandesgerichts München. Siehe ebenfalls BORRELIOSE WISSEN Nr. 28. Unglaublich, wozu sich Richter hinreißen lassen, die von der Materie Borreliose nichts verstehen, auch nichts verstehen müssen. Nicht umsonst wird das Pflaster München in Sachen Borreliose als Mafia bezeichnet. Siehe Seite 99!

Was ist der Hintergrund dafür? 2008 erkannten die Unfallversicherungen das Potenzial, mit dem Einschluss einer Borreliose vorhandene Verträge kostenpflichtig zu erweitern und neue abschließen Damals behauptete die Allianz: „Es ist uns bewusst, dass die Diagnose Borreliose nicht ausschließlich anhand von

Zu guter Letzt

Laborwerten erstellt wird; die Werte finden vielmehr zusammen mit anderen Parametern Beachtung"… und weiter „die genannten Laborwerte sind nur als ein Teil im komplexen Diagnose-Mosaik zu betrachten."

Werden nun also die DBG-Leitlinien verworfen und stattdessen die Leitlinien der Neurologen als Bewertungsmaßstab bei gerichtlichen Auseinandersetzungen herbeigezogen, dann tritt genau das Gegenteil ein. Diese behaupten nämlich, dass sich eine Borreliose immer mit Antikörpern beweisen lasse und dass sich 90 Prozent der Infektionen mit einem Erythema migrans stattfinde.

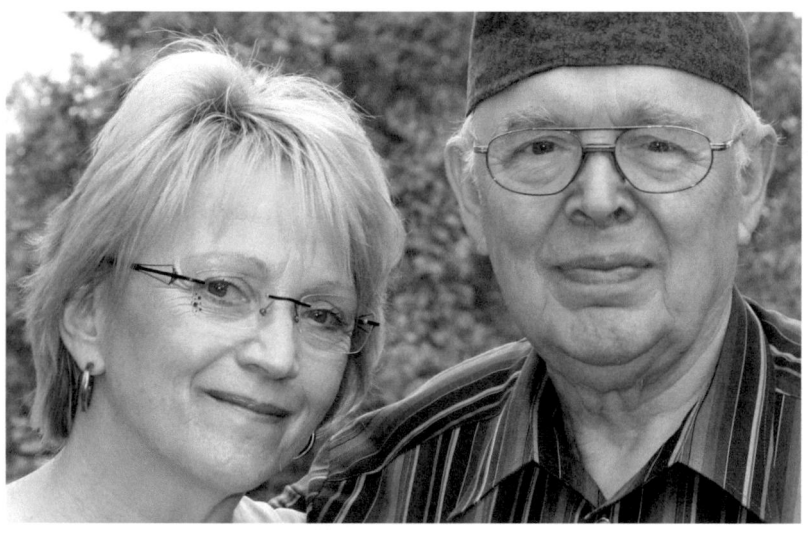

Die Hoffnung stirbt zu Letzt.
Wir halten die Augen offen und legen die Finger in die Wunde. Und wir sammeln weiter für das Jahrbuch 2015. Auch Sie sind dazu eingeladen.
Ute Fischer + Bernhard Siegmund